L'oncologue africain face à l'épreuve de la maladie

Collection JAMA
dirigée par Jackson Darius MACKIOZY BANSIMBA

Jean Bernard NKOUA-MBON

L'oncologue africain face à l'épreuve de la maladie

Préface du Pr Alain TOLEDANO

JAMA

L'Harmattan

Du même auteur

- *Le carabin, l'oncologue*, Récit, l'Harmattan, Paris, Février 2023, 396p. ;
- *Le parcours d'un enfant de Poto-Poto, L'indoubile*. Récit, L'Harmattan, Paris, Mars 2023, 278p. ;
- *Le Covid-19 et moi, Le combat d'un médecin contre le coronavirus à Brazzaville*, l'Harmattan, Paris, 2024, 140p.

5/7, rue de l'École-Polytechnique 75005 Paris
http://www.librairieharmattan.com
ISBN : 978-2-336-60570-8
EAN : 9782336605708

Sommaire

Préface

Être oncologue, c'est accepter d'entrer chaque jour dans l'intimité la plus vulnérable de la condition humaine. C'est faire face à la maladie grave, à la peur, à l'incertitude, parfois à la mort, mais aussi à l'espérance, à la résilience et à la dignité. Être oncologue en Afrique, c'est porter cette responsabilité dans des conditions souvent plus rudes encore, là où la maladie se conjugue à la précarité, aux inégalités d'accès aux soins, aux contraintes structurelles et à la rareté des ressources.

L'oncologue africain face à l'épreuve de la maladie n'est pas un ouvrage de plus sur le cancer. C'est un livre de vérité, de courage et de témoignage. Il donne la parole à celles et ceux qui soignent au cœur de l'adversité, dans des contextes où la médecine n'est jamais seulement un acte technique, mais un engagement moral, social et parfois spirituel.

Depuis de nombreuses années, j'ai eu le privilège de collaborer avec de nombreux oncologues africains, à travers des échanges scientifiques, des actions de formation, des projets de coopération et, surtout, des rencontres humaines profondes. J'ai été frappé par leur niveau d'expertise, leur créativité clinique, mais aussi par leur capacité à rester soignants au sens le plus noble du terme, malgré les obstacles. Là où les protocoles manquent, ils inventent des chemins. Là où les moyens font défaut, ils mobilisent l'intelligence collective, l'écoute et la présence.

Ce livre met en lumière une réalité trop souvent ignorée : le cancer en Afrique n'est pas seulement un problème de santé publique, c'est un révélateur des fractures sociales, économiques et culturelles, mais aussi un formidable levier des transformation. Les oncologues africains ne sont pas de simples exécutants de modèles importés ; ils sont des penseurs du soin, des acteurs de terrain, des bâtisseurs des systèmes adaptés aux réalités locales.

À travers ces pages, le lecteur découvrira une oncologie profondément humaine, ancrée dans les valeurs de solidarité, de famille et de communauté. Il comprendra que soigner en Afrique, c'est aussi accompagner des familles entières, dialoguer avec les traditions, lutter contre les représentations sociales de la maladie, et redonner du sens là où le désespoir pourrait s'installer.

En tant que praticien hospitalier à la Clinique Hartmann de Neuilly et directeur de l'Institut Rafael à Paris, j'ai toujours défendu une vision intégrative de la cancérologie, où la science la plus exigeante se conjugue avec l'attention portée à la personne malade dans toutes ses dimensions. Cette vision trouve en Afrique une résonance particulière, tant la prise en charge globale y est une nécessité vitale.

En tant que président de l'Association franco-africaine de cancérologie, je mesure l'importance stratégique et éthique de renforcer les ponts entre nos continents, non dans une logique descendante, mais dans un partenariat fondé sur le respect, la réciprocité et le co-développement des savoirs.

Ce livre est un appel. Un appel à reconnaître l'excellence africaine en oncologie. Un appel à soutenir celles et ceux qui, chaque jour, affrontent la maladie avec compétence et humanité. Un appel, enfin, à penser une cancérologie mondiale plus juste, plus solidaire et plus fraternelle.

Je souhaite que cet ouvrage touche les soignants, les décideurs, les chercheurs, mais aussi tous ceux qui croient que la médecine, lorsqu'elle est profondément humaine, peut devenir un acte de résistance et d'espérance.

Professeur Alain Toledano
Praticien hospitalier, Clinique Hartmann, Neuilly
Directeur de l'Institut Rafael, Paris
Président de l'Association franco-africaine de cancérologie

Chapitre 1

Désir d'oncologie

Dans un continent où le cancer reste encore largement méconnu, mal diagnostiqué et insuffisamment pris en charge, de plus en plus de jeunes médecins africains font le choix audacieux de se spécialiser en cancérologie. Leur décision s'inscrit dans un contexte à la fois clinique et porteur d'espoir. D'abord, ils répondent à un besoin sanitaire urgent : l'Afrique fait face à une augmentation rapide de l'incidence des cancers, tandis que le nombre de spécialistes reste très faible. Pour ces jeunes praticiens, se former en cancérologie revient à combler un vide et à participer à la construction d'un système de soins en devenir.

Leur motivation est également éthique et social. Beaucoup veulent lutter contre les inégalités d'accès aux soins, briser les tabous, et redonner une voix aux malades souvent exclus des circuits de santé. Leur engagement dépasse le simple geste médical : il devient un acte militant en faveur de la dignité humaine.

La cancérologie attire aussi par sa richesse intellectuelle. Elle mobilise des compétences en biologie, en imagerie, en chirurgie, en soins palliatifs et ouvre sur de nombreuses voies de spécialisation. Les jeunes médecins y trouvent un terrain stimulant, avec de réelles perspectives de recherche et d'innovations.

Enfin, certaines vocations sont nées de traumatismes personnels : la perte d'un parent, le constat de l'impuissance face à un patient condamné par manque de moyens, ou la découverte tardive d'un cancer évitable. Ces expériences marquent profondément et deviennent des moteurs d'engagement durable. Dans un contexte marqué par la rareté des ressources, mais aussi par une volonté forte de transformation, la cancérologie devient pour ces jeunes praticiens plus qu'une spécialité médicale : un projet de vie au service de leur peuple. Je rapporte quelques choix de parcours de quelques médecins africains qui pour la plupart ont été formés par l'équipe de cancérologie de l'université Marien Ngouabi du Congo-Brazzaville.

Mon choix d'être différent. Il remonte à mon enfance. En effet à l'âge de 7 ans, j'ai assisté à l'agonie de mon père. Celui-ci se vidait de son sang, car en toussant on pouvait recueillir au moins un verre de sang. Il mourut de cela le 27 mai 1966 à l'Hôpital général de Brazzaville dans le service de pneumologie-phtisiologie. Je n'ai jamais su le diagnostic de sa maladie. Voir quelqu'un perdre autant de sang à chaque quinte de toux était effrayant. Durant toute mon enfance, je fus hanté par ce tableau qu'avait présenté mon papa. Je craignais de connaitre la même mésaventure. Voilà qu'après le baccalauréat, je fus inscrit à l'école de médecine de Brazzaville. Pendant mon externat, j'ai tenté en vain de retrouver dans les archives du service de pneumo-phtisiologie le dossier de mon père. Ce fut peine perdue, car on m'informa que les dossiers du service datant de plus de 25 ans avaient tous été déclassifiés et pour la plupart brulés.

Comment ne pas ressentir une déception pour quelqu'un qui était à la quête d'une information relative au décès de son papa. Les études de médecine ont été pour moi l'un des plus beaux moments de ma vie, car j'apprenais de plus en plus des choses sur le corps humain. J'étais fasciné par ces jeunes enseignants quasi tous formés en France qui avaient une connaissance dense de la matière qu'ils nous enseignaient. En 5ème année de médecine pour la première fois depuis que l'école médecine était ouverte, il fut programmé un enseignement de la cancérologie. L'enseignant en charge de ce module était le docteur Gombé-Mbalawa qui 4 ans plus tard devint l'un des plus jeunes maitres de conférences de cancérologie de l'espace CAMES. Son charisme, doublé d'une élégance fine, avait fini par subjuguer tous les étudiants. Il distillat avec compétence un enseignement sorti de nulle part. Il faut avouer que l'iconographie qui accompagnait ses cours faisait peur à nombreux d'entre nous. Nous considérions que personne ne pouvait guérir du cancer. Aucun d'entre nous, malgré la manière et l'éloquence de ce jeune spécialiste, ne vouait un engouement pour la cancérologie. Finalement dans un grand sursaut, je me suis dit : "pourquoi ne ferai-je pas la cancérologie pour accompagner d'une part ce monsieur et d'autre part rentrer dans le gotha des seigneurs de la cancérologie." Ce serait pour moi l'occasion de connaitre les différentes étiologies qui auraient pu sous-tendre la maladie dont mon père avait souffert 15 ans plus tôt. En résumé, il a fallu la conjonction de deux éléments pour que je choisisse la carrière d'oncologue. Il s'agit de ce que mon père avait vécu comme supplice et la rencontre d'un homme aux caractères exceptionnels d'enseignant, j'ai cité : Charles Gombé Mbalawa.

L'école de cancérologie forme depuis 1998 les oncologues au sud du Sahara. Nombreux d'entre eux ont choisi la carrière universitaire. D'aucuns sont devenus des patrons de chaire de cancérologie dans leurs pays respectifs. Nous avons voulu savoir pourquoi, comme moi, ils ont opté pour le métier d'oncologue.

Professeur Vincent Adoubi (Côte-d'Ivoire)

Mes premiers contacts avec la cancérologie ont commencé avec le choix de mon sujet de thèse de doctorat d'Etat en médecine dans le service d'anatomie pathologique du CHU de **Cocody** en 1992. Mon sujet portait sur les aspects histologiques du cancer du col de l'utérus.

Dans les discussions avec mon directeur de thèse, Dago Akribi, j'appris l'existence d'un service de cancérologie au CHU de Treichville et pourtant la cancérologie médicale n'était pas enseignée à la faculté de médecine.

Je partis rencontrer le professeur Echimane, chef de l'unité d'oncologie dans le service de chirurgie. Après un échange fructueux, j'ai été intéressé par cette discipline médicale transversale qui est en connexion avec toutes les autres disciplines de la médecine. Voilà comment j'ai été entrainé dans une discipline en construction en Côte-d'Ivoire.

Professeur Judith Didi Kouko (Côte d'Ivoire)

Faire médecine, un rêve caressé de longue date. Ainsi, en classe de terminale en 1988, lorsque l'école me demande de remplir ma fiche de souhaits d'orientation après le Bac, je m'empresse de renseigner trois fois « médecine ».

Etudiante en médecine, mon stage de troisième année en médecine interne est supervisé par notre Maitre le Pr **Serge Eholie**, alors interne des hôpitaux. Les conseils de feu notre maitre le professeur Amadou Sangaré m'ont conduite à m'investir dans la préparation du concours d'internat. Par ailleurs, les cours théoriques que j'ai reçus de nos maitres, les stages que j'ai effectués dans les différents services ont imprimé en moi, d'une part la volonté de pratiquer une spécialité médicale, et d'autre part le souci de répondre aux besoins de soutien psychologique qu'ont les patients atteints de maladies chroniques et incurables et leurs proches.

En cinquième année de médecine, mon choix s'est porté sur l'oncologie médicale. Je souhaitais faire une spécialité où les personnes malades étaient dites « condamnées » afin non seulement de me battre pour contribuer, sous la supervision de nos maitres, à leur guérison mais également de les accompagner psychologiquement et si besoin spirituellement.

Ce choix s'est confirmé après la rencontre avec feu, notre maitre, le professeur Antoine Echimane, un père, un papa, un homme de cœur, de rigueur, ayant le fardeau de voir avancer la cancérologie en Côte d'Ivoire. Après ma réussite au concours d'internat en 1997, sur les conseils de feu, notre maitre, le professeur Antoine Echimane, du docteur Ahnoux et du professeur Innocent Adoubi, alors assistant chef de clinique, j'ai effectué mes stages dans différents services dont celui de cancérologie du CHU de Treichville.

Mon doctorat en médecine obtenu en 2002, je me suis rendue à Tours en France, avec l'autorisation de notre maitre feu le professeur Antoine Echimane et l'accord de notre maitre le professeur Charles Gombé-Mbalawa, pour mon stage de spécialisation.

Après mon retour en Côte d'Ivoire en 2004, j'ai obtenu mon inscription au CES de cancérologie médicale à l'Université Marien Ngouabi de Brazzaville, diplôme que j'ai obtenu en 2007. Je tiens à remercier tous mes enseignants du CES, professeur Jean Bernard Nkoua-Mbon, professeur Judith Nsondé Malanda, avec eux, nos maitres d'Afrique qui ont chacun à leur niveau, contribué à ma formation, il s'agit des professeurs Serigne Magueye Gueye, Ernest Belembaogo, Siné Bayo, Paul Ndom et Albert Mouélé Soné.

Sur proposition de feu notre maitre Antoine Echimane, j'ai, parallèlement, appartenu au groupe technique de travail pour la mise en œuvre des soins palliatifs en Côte d'Ivoire.

Par ailleurs, le besoin de soutien psychologique et de soins palliatifs m'a également conduite, avec la collaboration des membres de la société civile, à mettre en place, à Abidjan, une association d'aide et de soutien aux personnes atteintes ou affectées par le cancer, dénommée « Aidons les personnes atteintes ou affectées par le cancer (APAAC) ».

Le décès brutal de feu notre maitre le professeur Antoine Echimane, le 21 juin 2010, nous a ébranlés. Il fut un grand homme, un excellent maitre. Nous lui rendons hommage et exprimons toute notre gratitude à notre maitre le professeur Innocent Adoubi, son successeur, pour la formation qu'il nous a toujours donnée.

Depuis le 18 décembre 2017, j'ai l'honneur de diriger le Centre national d'oncologie médicale et radiothérapie Alassane Ouattara (CNRAO) d'Abidjan.

Professeur Touré Moctar (Côte d'Ivoire)

Je suis une personne caractérisée par une empathie non pas exacerbée, mais particulière. Je rencontre dans mes années pré-doctorales une personnalité exceptionnelle non seulement sur le plan institutionnel, mais aussi extra-institutionnel : monsieur Echimane Kouassi Antoine. Ce monsieur m'a fasciné au travers de son enseignement magistral.

Après ma réussite au concours d'internat, j'intègre, par ordre de mérite, son service. Devenu mon mentor, il m'apprend au quotidien non seulement le savoir-faire, mais surtout le savoir-être et le savoir-faire. J'ai été fasciné par le fait que l'oncologie nous permet de faire des choses significatives en nous occupant des patients en grande difficulté. A travers mon parcours, j'ai compris l'importance de la relation médecin-malade et de la recherche clinique. Par la suite, j'ai côtoyé les professeurs Charles Gombé-Mbalawa, Jean Bernard Nkoua-Mbon et Innocent Adoubi, mes maitres, qui ont nettoyé ma route pour me permettre d'être comme eux, un professeur titulaire de cancérologie.

Professeur Sydney Ngatali (Congo-Brazzaville)

L'oncologie médicale est une spécialité fascinante et profondément gratifiante. Voici quelques facteurs ayant conduit au choix de la cancérologie plutôt que d'autres spécialités médicales.

Volet 1

Premiers contacts avec la cancérologie de façon sommaire grâce à la sémiologie et la thérapeutique enseignées à la faculté des sciences de la santé par nos maitres, le professeur Charles Gombé-Mbalawa et le docteur Jean Bernard Nkoua-Mbon devenu quelques années plus tard maitre de conférence agrégé. Ces enseignements théoriques ont été complétés par des enseignements pratiques et par un stage d'externat en cinquième année de médecine dans le service de cancérologie du CHU de Brazzaville.

Volet 2

Fort de ces enseignements théoriques et pratiques en cancérologie, nous avons pu choisir un sujet de thèse de médecine sous la direction du professeur Charles Gombé-Mbalawa portant sur le cancer du sein chez la femme âgée de 40 ans et plus, à Brazzaville. En 2005, la passion pour les spécialités médicales innovantes, le désir de sortir des sentiers battus des spécialités choisies par la majorité de mes collègues, et les connaissances rudimentaires tributaires des enseignements théoriques et pratiques ont été des facteurs déterminants pour opter pour la cancérologie médicale par la voie d'un concours d'entrée en CES (Certificat d'études spéciales) de cancérologie médicale, chaire détenue par le professeur Charles Gombé-Mbalawa.

Ce choix était fait en dépit de l'inexistence à mon égard des bases cognitives solides sur la méthodologie de la recherche, sur le modèle de fonctionnement de la cancérologie. Ainsi, au cours de notre cursus, nous avons pu observer l'adéquation entre les éléments ayant motivé mon choix et les différentes approches de la cancérologie il s'agit :

- Des avancées scientifiques ou innovantes : l'oncologie est un domaine en constante évolution, avec des découvertes régulières et des progrès technologiques qui ouvrent de nouvelles perspectives de diagnostic et de traitement ;
- Des défis intellectuels et une transversalité : cette spécialité est complexe et stimulante. Elle nécessite une compréhension approfondie de la biologie des cancers.

Docteur Eliane Ndounga (Congo-Brazzaville)

Mon arrivée en oncologie est un pur hasard, une spécialité inconnue et une maladie lointaine à mes yeux. C'est lors de mon stage d'internat dans le service de chirurgie pédiatrique au CHU de Brazzaville que j'ai eu le coup de foudre pour la cancérologie médicale, au travers d'un néphroblastome sur rein unique chez un nourrisson de 2 ans. Bien que le décès de cet enfant soit survenu très tôt, cette malheureuse expérience avait signé mon entrée dans ce monde totalement inconnu, qui aujourd'hui me ravit chaque jour.

Docteur Etienne Aténguéna (Cameroun)

J'ai croisé mon maitre, le Professeur Ndom Paul, de manière tout à fait fortuite.

Le Professeur Ndom Paul était alors le seul oncologue camerounais. En suivant chaque jour ses pas, j'ai été captivé par son approche exceptionnelle du patient. Le temps qu'il accordait à l'écoute, à l'examen attentif des plaintes diverses, qui bien de fois sortaient du cadre de l'examen clinique, était une expérience exceptionnelle. A chaque nouvelle consultation, le patient repartait satisfait, l'air comblé alors que plusieurs fois, il n'avait reçu aucun traitement, car à cette époque les ressources au Cameroun étaient fort limitées.

Cette écoute active, le sentiment d'être utile, même quand tout semblait perdu pour le patient, était la motivation de ma passion pour la psychiatrie. Jusqu'alors, je souhaitais exercer plus que tout autre chose. A quoi bon y aller, puisque, auprès de mon maitre, le Professeur Ndom, j'avais retrouvé ces impressions auprès du patient atteint de cancers.

J'ai donc fait le choix de la cancérologie. Ce choix judicieux m'a conduit à Brazzaville, ma seconde terre, mon berceau d'oncologie dans l'âme et dans le cœur. Les conditions de travail étaient les mêmes et l'aptitude identique à servir le patient et à lui redonner de l'espoir, malgré un océan de calamités. Auprès de mes maitres, les Professeurs Gombé Mbalawa et Nkoua-Mbon, j'ai pu donner corps au parcours inattendu qui fait aujourd'hui l'essence de mon accomplissement quotidien. Je remercie humblement ces héros dans l'ombre ; sans leur générosité, leur abnégation et leur vision, mon parcours n'aurait pas été une si belle aventure professionnelle. En leur nom et grâce à eux, je n'ai de cesse de transmettre mon art aux générations à venir.

Docteur Dina Bell (Cameroun)

C'est l'histoire d'une passion pour l'oncologie et le soulagement de la souffrance qui débute en classe de sixième au secondaire, alors que j'assiste impuissante à la consomption terminale d'un parent par un cancer métastatique.

A partir de ce jour, l'objectif de mes études devient clair. Devenir cancérologue et avoir les compétences pour accompagner les malades en phase terminale. Après l'obtention de mon baccalauréat D en 1998, j'intègre immédiatement la faculté de médecine et des sciences biomédicales de l'université de Yaoundé I. Je ne saurai poursuivre ce témoignage sans rendre hommage à mes parents, mon père Constant Dina Bell et ma mère Dina Bell née Eyobo, qui ont cru en moi et n'ont ménagé aucun effort pour m'accompagner pas à pas dans la réalisation de ce rêve de toujours : être un médecin oncologue.

En troisième année de médecine, je fais la merveilleuse rencontre de mon maitre, Paul Ndom. Je lui parle de cette passion qui brule en moi pour l'oncologie. C'est avec beaucoup de joie que je suis accueillie, cette année-là, en stage d'imprégnation dans le service d'oncologie médicale de l'Hôpital général de Yaoundé (SOMHGY). Ce stage sous l'initiative de mon maitre deviendra un stage annuel d'imprégnation, que j'ai effectué jusqu'en sixième année de médecine, année au cours de laquelle je suis accueillie à SOMHGY comme candidat doctorant en médecine dans le cadre de ma thèse qui a porté sur « L'évaluation de la réponse à la chimiothérapie des lymphomes non hodgkiniens ».

Durant ces stages, je découvre alors cette spécialité qu'est l'oncologie, où l'expertise médicale rejoint l'art du savoir communiquer et l'art d'accompagner sur le plan psychosocial et spirituel tant le patient que sa famille, au travers de la médecine palliative qui fait partie intégrante de la prise en charge de tout patient en oncologie. Ceci dès le diagnostic, car aujourd'hui les soins palliatifs ne sont pas que des soins de fin de vie, raison pour laquelle, je m'engage à intégrer les soins palliatifs en oncologie en considérant cela comme une mission spéciale. C'est ce qui m'a particulièrement séduite dans cette discipline qu'est l'oncologie. Pour cette raison, je suis heureuse et fière d'être oncologue médicale et médecin de soins palliatifs.

Mes hommages à mon maitre Paul Ndom. Plus qu'un maitre, il a été pour moi un guide, un père. Mes hommages à mes maitres du Congo, d'autres pays d'Afrique et d'Europe pour avoir participé à la formation de l'oncologue que je suis aujourd'hui. Mes hommages à mes ainés dans la spécialité pour l'encadrement dans ce parcours merveilleux qu'a été la spécialisation en oncologie médicale.

Docteur Koné (MALI)

Je suis resté de 2009 à 2014 dans l'attente d'un point de chute pour une spécialisation en oncologie médicale : bourse OMS, sans suite. Alors, j'ai décidé grâce à mes contacts et avec l'accord de la direction du CHU Point G de me rendre à mes frais à Brazzaville pour faire le concours que j'ai réussi. Ainsi, je me suis préparé pour y aller. J'ai donc fait ma première année avec le défunt professeur Charles Gombé-Mbalawa, qui sera admis à la retraite.

Il fut succédé par le professeur Jean Bernard Nkoua-Mbon qui m'a permis de poursuivre ma formation pour devenir, trois ans plus tard, l'oncologue que j'avais souhaité tant être. Mon séjour à Brazzaville restera gravé dans ma mémoire tout le reste de ma vie.

Professeur Augustin Tozoula Bambara (Burkina Faso)

Ma rencontre avec la cancérologie a été pour le moins fortuite. Je n'avais qu'un souhait en matière de choix de carrière : me spécialiser dans une discipline qui offre de soulever au jour le jour un défi médical et humain. A la fois pour les patients et pour les soignants, mes préférences allaient pour la médecine interne, la néphrologie et la médecine d'urgence. L'idée que je me faisais du cancer et de la cancérologie était brumeuse. En effet, il n'y avait pas encore de service de cancérologie ni de cancérologues dans mon pays, le Burkina Faso. Mes contacts avec des patients atteints de cancer ne se limitaient qu'à quelques cas désespérés souffrant dans des lits dédiés dans les services de chirurgie des hôpitaux que j'avais fréquentés. Après ma soutenance de thèse en médecine, une bourse de spécialisation m'a été accordée par les autorités de mon pays. Parmi les spécialisations proposées figurait l'oncologie médicale. Plus que toutes les autres disciplines, elle représentait à mes yeux un défi particulièrement marqué pour les médecins et les patients. En raison de la complexité du cancer, les avancées technologiques rapides, de l'impact émotionnel et éthique qu'elles impliquent, le choix venait d'être fait.

Mon aventure débuta en janvier 2007 à Brazzaville par le cursus de formation en cancérologie médicale. Elle se poursuit dans mon pays marqué par l'indigence des ressources, mais une volonté ferme des autorités sanitaires à offrir des soins de qualité aux patients. Malgré des moments de doute, l'oncologie reste une discipline au carrefour de plusieurs aspirations qui m'animent. Elle me permet de conjuguer une quête scientifique avec des avancées constantes en matière de thérapies et un engagement humain par l'accompagnement des patients dans des moments de grande vulnérabilité. Je reste fasciné par la complexité des cancers, mais surtout par la manière dont la médecine moderne permet de transformer ce qui était autrefois un diagnostic fatal en une maladie souvent chronique, avec des perspectives d'espoir.

Docteur Bidaye (Gabon)

Je suis arrivée en cancérologie sans y avoir jamais pensé. Je venais d'avoir mon diplôme de médecin généraliste. Je cherchais un poste en attendant mon affectation. J'avais appris qu'il y avait une place disponible en cancérologie. Je suis allée voir le Professeur Belembaogo et je lui ai expliqué ma situation. Le Professeur m'a dit qu'il avait besoin d'engager quelqu'un à temps plein dans son service. Je lui ai répondu que je ne pourrais pas être cette personne, car je me savais très sensible.

Au bout de quelques mois dans le service, j'ai commencé à avoir une perception différente de la cancérologie en voyant des patients en rémission de leur maladie. Je pleurais moins. Un jour, j'ai eu une révélation : Dieu me demandait de faire ma part de médecin en offrant des soins avec le maximum d'empathie, lui laisser à lui seul le soin de guérir ou de mettre en rémission les malades. Je me suis libérée de cette douleur immense chaque fois qu'un patient décédait.

Docteur Aîdji (Bénin)

Mon choix pour la cancérologie médicale a été motivé en 2009 par le constat inacceptable selon lequel les patients atteints de cancer ne sont pas si rares. Malheureusement, rien n'est entrepris pour leur prise en charge. Cela m'a conduit à m'intéresser à cette discipline médicale. J'ai découvert par la même occasion que nos formations médicales de base étaient insuffisantes. Il y avait beaucoup de préjugés autour de la cancérologie. M'y intéressant de près, je réalisai, je pris conscience que la cancérologie médicale est non seulement intellectuellement riche, mais aussi qu'elle nous rapproche du malade tout en suscitant en nous un devoir d'humilité.

Pr Alexis Bolenga Liboko (Congo-Brazzaville)

Je n'avais jamais envisagé faire comme spécialité médicale, la cancérologie. A la fin de l'internat, on avait la possibilité de passer un concours probatoire pour postuler à une spécialité médicale.

Un ami de notre faculté me proposa de passer le probatoire de la cancérologie avec lui. Tout en sachant qu'après la soutenance de thèse de doctorat en médecine, nous devrions quitter le Congo pour un autre pays où nous nous inscririons soit en endocrinologie, soit en neurologie. C'est pendant cette année, où nous attendions de soutenir notre thèse de doctorat en médecine, que j'ai rencontré des personnes formidables qui m'ont fait aimer la cancérologie.

Dr Ludovic Kissimba (RDC)

Mon choix pour la cancérologie a été motivé en décembre 2017, après mon retour d'une mission de sensibilisation sur le VIH à plus de mille kilomètres de ma ville (Lubumbashi). Je reçus deux patients simultanément, le premier était le père d'une infirmière de mon hôpital qui avait un cancer de la prostate au stade localement avancé avec des signes urinaires sévères dont je n'avais aucune connaissance pour sa prise en charge. Une semaine plus tard, je reçus un monsieur, père d'une dame qui travaillait aussi dans l'administration de mon hôpital. Ce patient m'avait consulté pour des signes ayant trait à un diabète sucré qui fut documenté et confirmé. On réalisa une échographie abdominale qui mit en évidence une masse localisée au niveau de la tête du pancréas. Cette lésion fut confirmée quelques jours plus tard par un scanner abdominal.

Quelques semaines plus tard, il revint consulter pour un ictère franc, mais devant l'absence d'un cancérologue dans la ville à ce moment-là. L'idée et la passion m'envahirent pour me spécialiser en oncologie médicale à Brazzaville pour aider mes semblables dans une ville de plus de huit millions d'habitants. Si cela était à refaire, je le referais sans réfléchir.

Dr Hassan Sangaré (Côte d'Ivoire)

Après ma soutenance de thèse de doctorat en médecine, j'étais un peu dans le flou sur mon avenir. Je continuais à travailler au CHU de Brazzaville comme médecin généraliste. J'avais eu, en plus de mes prestations au CHU, à effectuer des remplacements dans un cabinet de pédiatrie de la place avec en tête l'idée de me spécialiser dans ce domaine. C'est à ce moment que je vais apprendre le décès de mon oncle d'un cancer du côlon. J'ai commencé à me demander si la cancérologie ne serait-elle pas une voie pour moi.

Un jour, dans les couloirs du Chu de Brazzaville, je rencontrai le Docteur **Mouanga Yidika**, ancien chef de service de neurologie, qui m'interpella en me disant : alors tu te balades avec un diplôme de médecine générale ? Ma réponse fut vague. En fait j'avais répondu : "euh... Bon, c'est-à-dire que... Bon je réfléchis". Il enchaina en me disant : les examens probatoires d'admission aux différentes spécialités auront lieu bientôt, ne tarde pas à choisir ta spécialité future. Voilà comment germa en moi l'idée de tenter ma chance en cancérologie. Cet engagement fut motivé également par le faible nombre de cancérologues tant au Congo-Brazzaville, qu'en Côte d'Ivoire, mon pays natal.

Après avoir échangé avec un collègue de la faculté de médecine, le docteur Ngouaka Bab Salam, qui lui aussi n'avait pas encore fait le choix d'une spécialité médicale, nous décidâmes tous les deux de postuler en cancérologie médicale.

Docteur Guilaine Mopoh

J'ai été intéressée par la cancérologie à partir d'une expérience familiale quand en 2017 ma sœur ainée m'annonça qu'elle souffrait d'un cancer. J'étais un peu déboussolée, car même en tant que médecin généraliste, je ne m'étais vraiment pas intéressée aux pathologies cancéreuses.

J'avais été confortée dans mon choix, car j'avais pu l'aider au mieux que je pouvais pour certaines orientations lors de sa prise en charge jusqu'à son décès.

Le fait qu'elle nous ait quittés, paix à son âme, m'a encore plus motivée à continuer la lutte contre le cancer

Docteur Diané (Guinée Conakry)

Pendant que j'étais au collège, j'assistai au décès de mon oncle paternel. Il avait été emporté par un cancer digestif. C'est à cette occasion que j'entendis pour la première fois de ma vie le mot cancer. Déjà, lorsque que j'étais plus jeune, ma mère n'arrêtait pas de me dire quelle me trouverait beau dans une blouse blanche.

Après l'obtention de mon baccalauréat, j'ai passé le concours pour les biomédicales. J'ai été orienté à la faculté de médecine odontostomatologie de l'Université Gamal Abel Nasser de Conakry. Je me souviens de ce jour comme si c'était hier. Au cours d'une conversation avec la fille ainée de mon défunt oncle, gynécologue-obstétricienne de formation, cette dernière me demanda ce que je compterais faire comme spécialité médicale à la fin de mes études de médecine.

Elle espérait que je choisisse la même spécialité qu'elle Je lui répondis sans trop réfléchir que je voudrais être cancérologue. Elle rebondit en me disant qu'il n'y a pas beaucoup de succès en cancérologie. Pour la soutenance de ma thèse de fin d'études médicales, je choisis un sujet de thèse relatif à la cancérologie médicale dont le titre est : "Etude des cas témoins sur les facteurs de risques hormonaux dans le cancer du sein chez la femme guinéenne". Ce travail fut fait sous la direction du Professeur Bangaly Traoré. La soutenance de thèse eut lieu le 9 juin 2010. Je revois encore le film de cette cérémonie où j'étais entouré de mes parents, amis et connaissances. Ce jour-là, mon père prit la parole dans la salle pour remercier les membres de mon jury après m'avoir communiqué mon résultat. Ce moment fut très émouvant. Six mois plus tard, en décembre 2010, on lui diagnostiqua un cancer du pancréas au stade avancé de la maladie. Il décéda le 2 avril 2011. Ce jour-là, j'ai dit ceci : "je n'ai pas choisi la cancérologie, c'est plutôt la cancérologie qui m'a choisi, car elle m'a ôté deux êtres chers."

En novembre 2011, je passai le probatoire à Brazzaville, pour le Diplôme d'études spéciales en cancérologie médicale, auprès de l'éminent Professeur Charles Gombé Mbalawa, un enseignant plein de sagesse et d'humilité.

Lui et mes parents, que leurs âmes reposent en paix. C'est aussi le lieu de rendre hommage à mes deux autres Professeurs de leur vivant, je cite : Jean Bernard Nkoua-Mbon et Judith Nsondé Malanda. Chers maitres, vous m'avez donné les armes pour m'occuper du patient cancéreux. J'aurais voulu faire plus pour mes défunts parents, mais hélas. Je suis sûr d'une chose, car de là où ils sont, ils doivent être fiers de moi. Fiers de voir leur enfant s'investir dans la lutte contre le cancer.

Docteur Michel Ilboudo (Burkina Faso)

L'idée de faire la cancérologie date de ma deuxième année de médecine en 2007, durant mon stage en soins infirmiers. J'ai participé à plusieurs reprises à des pansements des lésions cancéreuses. Chaque fois, j'éprouvais beaucoup de peine pour ces malades atteints de cancer. A ce moment-là, il n'y avait aucun oncologue médical au Burkina Faso. Je me suis dit qu'en devenant un jour cancérologue, je pourrais alléger la souffrance de ces patients en leur apportant des soins adéquats. En 2009, une amie de nationalité suisse m'avait informé qu'elle était atteinte d'un cancer du sein. Cette situation avait annulé la visite qu'elle voulait effectuer chez moi. Ainsi, elle me décrivit ses différentes séquences thérapeutiques et les effets secondaires qui en découlèrent. Ce fut une raison de plus pour moi d'embrasser les études en cancérologie dans le futur. Ainsi, dès ma cinquième année de médecine, je suis allé prendre une thèse chez un grand frère chirurgien oncologue, sur la chirurgie des cancers que j'ai soutenue deux ans plus tard. Après deux années de médecine générale, j'ai passé avec sucés le test de recrutement de l'Etat des médecins généralistes pour la spécialisation en cancérologie.

Après le recrutement, le Professeur Nkoua-Mbon a bien voulu m'accepter dans son DES (diplôme d'étude spécialisé) de Cancérologie médicale après un examen probatoire organisé par l'Université Marien Ngouabi. Comme un destin, mon unique tante décède quelques mois après mon arrivée à Brazzaville d'un cancer ORL. Six mois plus tard, c'est mon épouse qui perd son oncle d'un cancer de la lèvre supérieure. Tous ces drames ont renforcé ma conviction à exercer le métier de cancérologue, afin de secourir les patients porteurs de cancer dans mon pays et partout à travers le monde entier.

Choisir la cancérologie comme spécialité médicale est un acte de courage et de conviction. Cela demande une solide motivation personnelle, un goût pour la complexité scientifique, et une grande capacité de résilience émotionnelle. Ce n’est pas un chemin facile, surtout dans les pays à ressources limitées, mais c’est un engagement porteur de sens et d’impact.

Chapitre 2

Problématique du cancer en Afrique au sud du Sahara

Les estimations de l'Agence internationale de recherche sur le cancer basées sur les sources de données disponibles au monde en 2022, montrent une charge croissante du cancer et un impact disproportionné sur les populations mal desservies, surtout un besoin urgent de régler les inégalités en matière de cancer dans le monde.

En 2022, on estime à 20 millions de nouveaux cas de cancer et à 9,7 millions de cas de décès. Le nombre de personnes en vie 5 ans après un diagnostic est de 53,5 millions. Environ une personne sur cinq va développer un cancer au cours de sa vie. Un homme sur neuf et une femme sur douze en mourront.

L'enquête mondiale de l'Organisation mondiale de la santé (OMS) sur la santé publique universelle et le cancer montre que seuls 39 pour cent des pays participants couvrent les bases de la gestion du cancer dans le cadre des services de santé de base. Les nouvelles estimations disponibles sur l'observatoire mondial du cancer de l'IARC montrent que 10 types de cancer représentent collectivement environ 2/3 des nouveaux cas et des décès dans le monde en 2022.

Le cancer du poumon est le cancer le plus fréquent dans le monde, le cancer du sein chez la femme occupe la 2ème place, suivi du cancer colorectal, du cancer de la prostate et du cancer de l'estomac. L'incidence et la mortalité diffèrent quelque peu selon le sexe par rapport au total mondial pour les deux sexes.

Chez les femmes, le cancer le plus fréquemment diagnostiqué et la principale cause de décès par cancer est le cancer du sein, tandis que chez les hommes, c'est le cancer du poumon. Chez les hommes, le cancer de la prostate occupe le 1er rang. Cette enquête de l'OMS a révélé des inégalités face au cancer selon l'Indice de développement humain (IDH). Ces inégalités sont frappantes en ce qui concerne la morbidité du cancer. Dans les pays où l'IDH est très élevé, une femme sur douze se verra diagnostiquer un cancer du sein au cours de sa vie. Une femme sur soixante-onze en mourra. En revanche, dans les pays à faible IDH, alors qu'une femme sur vingt-sept seulement se voit diagnostiquer un cancer du sein au cours de sa vie, une femme sur quarante-huit en meurt.

Plus de 35 millions de nouveaux cas de cancer sont prévus en 2050, soit une augmentation de 77% par rapport aux 20 millions de cas estimés en 2022. L'augmentation rapide de la charge mondiale de morbidité liée au cancer reflète à la fois le vieillissement et la croissance de la population, ainsi que les changements dans l'exposition des personnes aux facteurs de risque tels que le tabac, l'alcool et l'obésité, sans oublier la pollution de l'air.

L'impact de cette augmentation ne sera pas ressenti de la même manière dans les pays de différents niveaux d'IDH. Ceux qui ont moins de ressources supporteront la plus grande partie de la morbidité liée au cancer.

En Afrique, contrairement à l'occident, le cancer peut être assimilé à une épidémie galopante, mais négligée. Un million de personnes pourraient mourir d'un cancer chaque année si aucune action n'est entreprise, alerte un consortium d'experts (Cancer in Subsharian Africa : a Lancet Oncology Commission. The Lancet Oncology 9 May, 2022).

Les décès par cancer en Afrique subsaharienne devraient doubler, passant à un million de décès par an dans 5 ans. L'incidence du cancer devrait passer à 1,4 million de nouveaux cas par an, faute d'interventions rapides.

Une femme sur sept en Afrique subsaharienne risque de développer un cancer avant l'âge de 75 ans. Les cancers du col de l'utérus et du sein sont les principales causes de décès par cancer. D'ici 2050, la moitié des cas mondiaux de cancer infantiles pourraient survenir en Afrique. Par ailleurs, l'inadéquation des services de lutte contre le cancer se traduit par une augmentation continue des décès prématurés.

Les facteurs de risques de cette épidémie de cancer en Afrique subsaharienne comprennent les infections, les expositions environnementales, le vieillissement de la population, l'adoption croissante du mode de vie des occidentaux, les problèmes d'infrastructures, la pénurie des ressources humaines qualifiées, etc. A ces déficiences structurelles s'ajoutent une observance insuffisante des patients traités pour cancer à un stade avancé, ainsi qu'une méconnaissance généralisée des facteurs de risque.

Bien que la liste des obstacles entravant une lutte efficace contre le cancer soit longue, la mise en œuvre et la tenue des registres des cancers, des programmes de dépistage et de détection précoce, l'intégration des soins palliatifs dans le parcours de soins contre les cancers sont des interventions particulièrement critiques.

Les connaissances et les attitudes de la population concernant les facteurs de risque de cancer sont essentiels pour réduire le fardeau du cancer en Afrique subsaharienne. Des campagnes de santé publique vont donc être nécessaires pour sensibiliser la population aux facteurs de risque et pour dissiper les croyances erronées. Les cancers du sein et de la prostate seraient respectivement dus à l'excès de tripotage du sein et à l'excès des rapports sexuels.

Alors que la mortalité liée au cancer du sein par exemple est plus importante en Afrique subsaharienne que partout ailleurs dans le monde, on relève que c'est aussi dans cette partie du monde qu'il y a une absence flagrante de programmes de dépistage. La maladie et son traitement demeurent encore tabous ou stigmatisants dans certaines communautés comme le fait observer Freddy Gnangnon, Professeur assistant de chirurgie oncologique à la Faculté des sciences de la santé de Cotonou).

La lutte contre le cancer n'est pas une préoccupation majeure des pays qui ne disposent que d'une infime partie des ressources globales pour venir à bout de cette maladie.

En effet, les autorités accentuent la lutte contre les maladies infectieuses plus faciles à traiter que le cancer. Le manque d'infrastructures adaptées, de personnel médical et paramédical, le diagnostic tardif, les difficultés économiques persistantes du plus grand nombre, font craindre que la mortalité continue à augmenter. Les laboratoires existants ont souvent des équipements vétustes. Les consommables sont non seulement onéreux, mais aussi souvent sujets à des ruptures. A cela s'ajoutent les difficultés de maintenance des équipements dont la seule panne peut paralyser le laboratoire pendant plusieurs semaines, voire des mois. Ce tableau est quasi le même que l'on retrouve dans nos pays

La nouvelle enquête de l'OMS met en lumière des inégalités majeures et le manque de protection financière contre le cancer dans le monde, avec des populations, en particulier dans les pays à faible revenu, incapables d'accéder aux soins de base contre le cancer.

A titre d'illustration, 38% des femmes africaines abandonnent leur traitement de cancer du sein, faute de moyens financiers. L'abandon des traitements reste une cause majeure de mauvais résultats et de survie. Les coûts élevés des traitements et la pauvreté sont des obstacles majeurs à l'accès au traitement en Afrique subsaharienne.

Il est donc urgent que les politiques puissent garantir aux patients un accès plus rapide et plus équitable aux médicaments anticancéreux. Le Gabon l'a si bien compris. En effet, dans ce petit pays d'Afrique centrale, la prise en charge des patients porteurs de cancer est totalement gratuite. La prise en charge à 100% du cancer est l'une des offres phares du Centre national d'assurance maladie des garanties sociales (CNAMGS). Elle est destinée aux personnes atteintes de cette maladie et inscrites au régime d'assurance maladie de la CNAMGS. Grace à cette offre, tous les frais liés au traitement du cancer sont pris en charge à 100%, sans aucun reste à charge pour les malades. Cette prise en charge inclut les consultations, les examens de diagnostic, les médicaments, les séances de radiothérapie, de chimiothérapie et de chirurgie si nécessaire. Le Congo-Brazzaville va emboiter le pas dans les mois qui viennent grâce l'installation de la Caisse d'Assurance Maladie Universelle (CAMU). La CAMU va répondre aux observations que nous avions relevées dans un travail qui a porté sur les problèmes posés par la prise en charge des cancers colorectaux.

Les conclusions de notre travail que le docteur **Dina Bell** a publiées dans *Médecine d'Afrique Noire* en 2010 sont sans équivoque. Il est difficile de prendre en charge de façon efficace les malades en Afrique au sud du Sahara. De plus, la plupart de ces patients sont vus à des stades très avancés de la maladie et très peu d'entre eux accèdent au traitement.

En 2010, une étude conduite par **Touré Moctar** en Côte d'Ivoire, a montré que la triade ignorance, indigence et les habitudes socioculturelles constituent des facteurs essentiels du diagnostic tardif des cancers du sein. Ce que Touré Moctar déplore est aussi vécu dans la plupart de nos pays.

Néanmoins, il faut noter que depuis une dizaine d'années, beaucoup de pays d'Afrique francophone ont créé des écoles de cancérologie. On peut citer le Congo-Brazzaville, le Gabon, le Cameroun, la Côte d'Ivoire et le Sénégal. Cette production importante d'oncologues a permis d'améliorer la prise en charge des malades. Bien que nous ayons noté une amélioration considérable de la qualité des soins, dans de nombreux pays africains, il demeure néanmoins des problèmes rencontrés en matière de prévention, de détection et de traitement, ainsi que les obstacles financiers qui limitent l'accès de millions de patients aux soins adaptés et de qualité.

De nombreux patients, chez lesquels il a été diagnostiqué un cancer au stade évolué de la maladie, terminent difficilement leurs traitements. Plusieurs raisons concourent à expliquer ce phénomène :

- Coût onéreux des traitements anticancéreux. En effet, les patients doivent payer de leurs poches l'accès aux soins. Cela occasionne des dépenses qui financièrement impactent la vie socio-économique des familles ;
- Inadéquation des systèmes de référence qui entravent l'accès des patients aux soins nécessaires par des spécialistes ;
- En Centrafrique par exemple, l'absence d'un centre radiothérapie et le manque de moyens diagnostiques et de traitement pénalisent des malades.

Il y a donc nécessité pour nos pays d'étendre des services de prise en charge des cancers. Il est du ressort des pouvoirs publics d'investir dans la prise en charge des malades, comme on le fait au Gabon. Il nous faut absolument changer de paradigme en passant d'une approche de la santé en tant que dépense à une réorientation des couts de santé en tant qu'investissement comme le pense le Docteur Miriam Mutebi, Présidente de l'Organisation africaine pour la recherche et la formation sur le cancer.

Des sources extérieures peuvent soutenir les initiatives, mais l'investissement par le pouvoir politique reste fondamental. Il faut surtout sensibiliser la population à la prévention et à la détection précoce du cancer. Le système de santé doit soutenir l'ensemble du processus de traitement du cancer, du dépistage et de traitement. Les approches intégrées des soins du cancer peuvent optimiser les ressources préventives et prévenir les abus.

Nous voulons, ici, louer les efforts de trois pays africains, à savoir la Côte d'Ivoire, le Kenya et le Zimbabwe qui ont lancé un programme pilote pour améliorer la prise en charge globale des cancers du sein et du col de l'utérus qui représentent plus de la moitié des cancers de la femme dans ces pays. Il s'agit d'une étape dans la lutte contre ce fléau. Grace à l'appui de l'OMS et du laboratoire pharmaceutique Roche, ce programme consiste à intégrer toute la chaine de prise en charge de ces cancers dans une politique de santé publique complète de la promotion des soins de base dédiés aux femmes au dépistage précoce en passant par la prévention et les traitements.

Le Congo-Brazzaville avait également bénéficié de l'accompagnement du laboratoire Roche qui avait mis à la disposition des oncologues des molécules anticancéreuses. En raison d'un défaut de paiement de ces molécules par l'Etat congolais, ce programme fut brutalement interrompu. Très récemment, la RDC aurait conclu un accord avec la firme pharmaceutique Roche qui l'approvisionnerait en médicaments anticancéreux. Il faut espérer que cette collaboration persiste et dure.

La clé de la lutte contre le cancer en Afrique est la disponibilité et l'accès fiable et de qualité, essentiels à la surveillance des cas (Ann Korir, Maitre de Recherche à l'Institut de recherche médicale du Kenya, KEMRI). De nombreux pays africains ne disposent pas toujours de registres du cancer. Cela rend difficile l'obtention des informations précises et opportunes sur l'incidence, le traitement et les taux de survie (*Le Monde,* le 16 février 2016, par Saïd Aït-Hatrit). Le financement reste le principal obstacle à la création des registres du cancer. De plus, le manque d'installations de dépistage et de traitement du cancer et l'obsolescence des technologies sont les principaux facteurs contribuant aux mauvais résultats en matière de santé.

Un article publié dans le Journal *Le Monde Afrique* résume à lui tout seul ce que les oncologues au sud du Sahara vivent au quotidien. Cet auteur a fait le résumé des communications que nous avions présentées lors du symposium de l'Association franco-africaine de cancérologie. Je me permets de vous livrer toute cette publication, je cite :

« *Les difficultés, je ne vais pas toutes les énumérer, parce que je ne vois pas qui va essuyer mes larmes* », sourit le Professeur Paul Ndom, chef de service d'oncologie au Centre hospitalier universitaire de Yaoundé, au Cameroun.

Il a presque terminé sa présentation lorsqu'il s'exprime ainsi le 3 février 2016 à l'Hôpital américain de Neuilly (région parisienne) à l'occasion du second symposium de l'Association franco-africaine de cancérologie, créée en 2015.

Huit membres de cette association sont venus faire un état des lieux de lutte contre le cancer dans leurs pays : le Bénin, le Burkina-Faso, le Cameroun, le Congo-Brazzaville, la Côte d'Ivoire, le Gabon, le Mali et le Sénégal.

Dépistages tardifs

En Afrique subsaharienne, 847.000 nouveaux cas de cancers ont été recensés par l'OMS en 2012, c'est une estimation basse. Dans la plupart des pays, les registres nationaux du cancer ne se mettent difficilement en place que depuis trois à quatre ans. Or, avec des modes de vie en évolution (tabac, obésité, sédentarité, allongement de la durée de vie) et une forte incidence des maladies infectieuses (hépatite, sida, papillomavirus…), le nombre de nouveaux cas pourrait atteindre 1,6 million de personnes en 2020.

Ce qui vaut au Professeur Ndom de vouloir retenir des larmes, c'est que sur 16.000 nouveaux cas de cancer estimés chaque année au Cameroun, 75 à 80% nous parviennent à des stades tardifs. Une caractéristique propre aux huit pays représentés. Il peut se passer de 12 à 18 mois entre le contact d'une anomalie, l'automédication, voire la pratique de la médecine traditionnelle, et l'arrivée au CHU, développe Innocent Adoubi, coordonnateur du Programme de Lutte contre le Cancer de Côte d'Ivoire, qui confirme la statistique. Dans ce pays, le registre du cancer, relancé en 2011, a permis de dénombrer 2479 cas en 2013 à Abidjan.

Trois cancérologues pour dix millions d'habitants

Une fois arrivés au CHU de Cotonou, par exemple, les patients, dans un pays de dix millions d'habitants, peuvent compter sur les compétences de seulement trois médecins formés en cancérologie : un chirurgien, un radiothérapeute et un oncologue médical », indique le Professeur Fabien Houngbe. « L'histoire de la lutte contre le cancer a commencé à s'écrire dans les années 2000 au Bénin ; auparavant, rien de significatif ne se faisait », ajoute le spécialiste.

D'autres pays disposent davantage de spécialistes : anatomopathologistes, chimiothérapeutes, radiothérapeutes, oncologues chirurgicaux ou pédiatriques. Mais, leur nombre dépasse rarement la vingtaine de personnes. Les opérations ne sont pas réalisées uniquement par des chirurgiens oncologues, « des collègues donnent un coup de main, on a des succès, des déchets, mais cela permet de soulager les malades », précise Jean Bernard Nkoua Mbon.

Tous les pays réalisent des opérations chirurgicales, mais peu disposent de chimiothérapie, encore moins d'appareils de radiothérapie. Jean Bernard Nkoua Mbon, chef de service au Chu de Brazzaville, souligne l'exposition aux produits toxiques des infirmières chargées de préparer les chimiothérapies, une situation qui va s'améliorer une fois qu'une aide de la société pétrolière Total aura permis d'acquérir une hotte aspirante.

Le Cameroun, le Congo, le Mali, le Sénégal ou le Gabon disposent bien d'un appareil de cobaltothérapie, dont la technique n'est plus utilisée depuis plusieurs décennies dans les pays occidentaux, en raison de sa moins bonne précision que les accélérateurs de particules. Mais, ils sont en panne à Libreville et Yaoundé, où le cobalt fait défaut.

Des traitements inabordables

Quand bien même les établissements publics, ou plus rarement privés, disposeraient des soins de chirurgie-chimiothérapie-radiothérapie, seule une minorité de patients serait en mesure de se l'offrir, dans des pays où les couvertures maladies se mettent doucement en place.

Avec 98 dollars de revenus en moyenne, les patients parcourent 300 à 400 kilomètres, confirment leur diagnostic, cherchent de l'argent auprès de leurs proches et font des tontines, débutent un traitement, puis l'abandonnent, faute de fonds suffisants, résume le Professeur Ndom. Pour nous autres thérapeutes, ça fait très mal. Ils viennent s'achever à Douala ou à Yaoundé. Doudou Diouf, chimiothérapeute à l'hôpital Aristide Le Dantec, fait le compte : il en coûte 300.000 francs CFA pour une opération chirurgicale. De 200.000 à 1,5 million de francs CFA pour des séances de chimiothérapie et 150.000 francs CFA par séance de radiothérapie (cobalt). Il évoque l'existence d'une unité d'immunohistochimie à l'Institut Pasteur de Dakar, une méthode utilisée pour diagnostiquer, suivre les cancers en détectant des cellules anormales. Mais, le coût de son utilisation est élevé. Il ne le propose que lorsqu'il sait que le patient dispose des moyens. Sous d'autres cieux, des personnes sans ressources peuvent rentrer chez elles sans même savoir qu'elles sont atteintes : « Pourquoi ajouter à leurs tourments », interroge ce médecin de Lubumbashi, en RDC, désarmé.

Tout comme le constat de diagnostics désespérés, il en est un autre qui fait l'unanimité : l'indigence de la lutte contre le cancer est d'abord due à un manque de volonté politique, pas à un déficit de moyens. Tous les gouvernements déclarent faire de ce mal un enjeu de santé publique, mais peu d'entre eux traduisent leurs discours dans les faits. J'envoie des malades se faire traiter au Maroc, au Cameroun, explique le Professeur Nkoua-Mbon, de Brazzaville. Pourtant, une unité de radiothérapie moderne coûte quatre milliards de francs CFA et je sais qu'à Brazza il y a des gens qui ont quatre milliards de francs CFA. Quand ils sont touchés dans leur chair, les patients qui ont des moyens sont toujours étonnés que nous ne soyons pas équipés, alors que les coûts ne sont pas inabordables.

Moins cher de s'équiper que d'évacuer à l'étranger

« 80% du budget dédié aux évacuations sanitaires va au cancer, explique Augustin Bambara, oncologue au Chu Yalgado Ouédraogo de Ouagadougou. Nous avons signé une convention avec le Ghana pour y envoyer des patients, mais cette possibilité est réservée aux personnes qui ont des chances de rémission complète ». Si son pays, ainsi que le Bénin et la Cote d'Ivoire sont en train de s'équiper d'un accélérateur de particules, comme le Gabon, c'est parce que cela leur revient moins cher que d'envoyer leurs patients, essentiellement des fonctionnaires assurés, à l'étranger.

Le prix d'un appareil de radiothérapie moderne va de 700.000 à trois millions d'euros, indique M. Van Phuc, le Directeur commercial pour l'Afrique subsaharienne du fabricant suédois Elekta, leader du secteur avec l'Américain Varian, qui scrutent le marché africain depuis deux ans. Le Bénin « va passer directement à la VAMT (Volumetric Modulated Arc Therapy), une technologie précise qui protège mieux les organes sains des organes à traiter. Le pays dépensait près de cinq millions d'euros par an pour envoyer 600 fonctionnaires se faire soigner à l'étranger, alors qu'avec une machine, vous pouvez traiter jusqu'à 1500 personnes par an pour un investissement inferieur à trois millions d'euros », assure-t-il.

Bientôt des centres cancer

Dans le cadre d'un programme national (2013-2017), la première pierre d'un centre anticancéreux de 108 lits, pour lequel trente milliards de francs CFA ont été alloués, a été posée en décembre 2015 à Ouagadougou. Les travaux de deux autres structures ont commencé la même année en Côte d'Ivoire et au Bénin, mais « on ne sait jamais quand la dernière pierre sera posée », commentent les soignants. Cela est prévu en 2016 au Bénin, en 2018 en Côte d'Ivoire et en 2019 au Burkina Faso. En attendant, à Cotonou, l'une des priorités a été d'envoyer cinq agents se former auprès de **l'ONG Hospice Africa**, à Kampala, à la fabrication de sirop de morphine, un produit incontournable dans l'accompagnement des malades en fin de vie. Le Professeur Ndom insiste aussi sur la nécessité de former tous les soignants aux soins palliatifs et pas seulement les oncologues. A Libreville, la Maison d'Alice, un projet porté par la fondation de la première dame, Sylvia Bongo, doit bientôt recevoir des personnes atteintes de cancer qui sont dans l'impossibilité de se soigner, faute d'hébergement dans la capitale.

Créer un marché de soins

Même si certains pays partent de loin, la plupart commencent à créer des unités d'enseignement consacrées au cancer. Des avancées sont également rapportées en termes d'information des populations et même des soignants, qui ne savent pas toujours où envoyer leurs patients. « En cinq ans, nous avons relevé la prise de conscience de 15 à 30%, se réjouit le Professeur Nkoua-Mbon, mais 70% des gens ignorent toujours ce qu'est le cancer, quels reflexes adopter en cas de doute... » Plus de 10.000 jeunes filles ont été vaccinées contre le papillomavirus humain en Côte d'Ivoire, pour prévenir les cancers du col de l'utérus, et 10.000 vont l'être au Sénégal, où le vaccin contre l'hépatite B a déjà fait baisser l'incidence du cancer du foie.

Le professeur Redouane Semlali, Directeur de la Clinique Le Littoral, à Casablanca, rappelle que son pays partait de la même situation que ses voisins il y a vingt ans. C'était l'époque où il s'était entendu dire par un ministre de la santé : « De toute façon, un cancéreux, ça meurt seul. » Aujourd'hui, le royaume est l'un des pays les mieux équipés du continent avec l'Afrique du Sud.

Son compatriote Faouzi Habib relève le rôle des banques, qui lui ont permis d'investir près de soixante millions d'euros en vingt ans dans son établissement sans l'aide de l'Etat, précise-t-il. Mais Semlali rappelle l'apport des autorités dans la création d'un marché de soin. « Grace à la couverture maladie, quasiment 100% des soins anticancéreux sont pris en charge. » Ce à quoi il ajoute la suppression des droits de douanes sur l'importation d'appareils médicaux et l'accès facilité au foncier, « qui font baisser la note de 30% ».

Dix ans après la tenue de ce symposium au cours duquel nous avions passé en revue nos difficultés dans la prise en charge holistique des malades du cancer dans nos pays, on peut être satisfaits de constater que plusieurs pays ont tenu promesse, même si nombreux d'entre eux comme le Congo font du surplace.

L'enseignement majeur que l'on peut retenir sur la problématique des cancers en Afrique noire est le décalage profond entre la montée silencieuse de l'épidémie de cancers et l'insuffisance des réponses structurelles, humaines et politiques apportées à ce défi de santé publique.

Le cancer en Afrique noire est à la fois une crise sanitaire en devenir et une opportunité de transformation. La réponse à apporter ne peut plus être ponctuelle ou improvisée. Il faut une vision structurée, durable, intégrée et adaptée aux réalités africaines. C'est à ce prix que l'on pourra éviter que le cancer ne devienne une catastrophe majeure sur le continent.

Chapitre 3

Mythes, croyances, idées reçues et représentations de la maladie cancéreuse

Les quatre premières causes des cancers sont évitables. Parmi les maladies non transmissibles, le cancer reste le plus préventif et le plus curable d'après John Seffrin, président directeur général de la Société américaine du cancer. L'observation des données relatives aux cancers dans les pays en développement montre clairement que les mythes, coutumes et tabous sont freinateurs d'une prise en charge efficiente des malades.

De façon générale, les mythes qui entourent le cancer sont nombreux et impactent la perception que nous pouvons nous faire du cancer.

Un des mythes les plus répandus est que le cancer est une maladie moderne causée uniquement par des facteurs environnementaux récents, alors que le cancer existe depuis des siècles, et si les facteurs environnementaux peuvent jouer un rôle, ils ne sont pas le seul déclencheur. Le pire mythe sur le cancer selon **Anne Boyer** (poétesse et essayiste américaine) qui a eu un cancer du sein triple négatif, l'un des cancers les plus mortels, est d'avoir appris que la logique capitaliste considère que ceux qui ont un cancer le méritent en partie pour avoir mangé trop de saucisses grasses et pas assez de brocolis, pour avoir bu trop de bière et pour ne pas être allés courir tôt le matin. Cela veut dire que les personnes porteuses de cancer, en sont atteintes parce qu'elles l'ont provoqué.

Les mythes sur les étiologies des cancers du sein, par exemple, étaient répandus comme les croyances selon lesquelles, il serait dû à une malédiction ou au port d'argent ou de téléphone dans le soutien-gorge. En relation avec le cancer de la peau, un mythe perpétué depuis longtemps révèle que les taux élevés de mélanine dans la peau noire nous protègent du soleil et par conséquent des cancers de la peau. Comment alors comprendre que le noir africain puisse développer un mélanome. Il faut donc clairement démystifier le discours selon lequel la peau noire serait immunisée contre les rayons de soleil.

Dans nos sociétés circulent encore beaucoup de mythes. D'aucuns pensent que le cancer est uniquement un problème de santé ; il serait une maladie des riches, des personnes âgées et des pays développés. Pour d'autres, le cancer équivaut à une condamnation à mort.

Un autre malentendu courant est l'idée que le cancer est toujours héréditaire. En réalité, bien que certaines formes de cancer soient influencées par la génétique, de nombreux cancers surviennent chez des personnes sans antécédents familiaux de la maladie, la majorité des cas sont dus à des mutations aléatoires. Un autre domaine qui occasionne beaucoup de fantasmes est celui qui entoure les méthodes de traitement du cancer. Il est souvent évoqué par certains patients que la chimiothérapie est le seul traitement efficace du cancer, doutant d'autres options comme la radiothérapie ou l'immunothérapie.

Le cancer par ses liens induits avec la souffrance et la mort, par la multitude de représentations sociales et culturelles qui l'encadre demeure un véritable tabou affublé de bon nombre d'idées reçues. Comment le patient perçoit-il sa maladie ? Comment le cancer vient-il déformer l'image qu'il avait de lui-même jusque-là ?

Comment le cancer peut-il modifier ses comportements, ses habitudes de vie ? Et comment son entourage, qu'il soit familial, social ou professionnel, appréhende-t-il la maladie ?

Dans la genèse du cancer, plusieurs personnes croient que les expériences difficiles dans le passé (perte d'un être cher, divorce difficile, etc.), des émotions refoulées, une humeur dépressive seraient responsables de la survenue de leur cancer. Nous vous présentons un petit échantillon des croyances à propos du cancer :

- Le stress serait à l'origine du cancer, et pourtant il n'aurait aucun lien significatif avec le cancer ;
- Quelques questions relevant de la méconnaissance du cancer ;
- Les anti-sudorifiques et le port du soutien-gorge causent-ils le cancer du sein ?

- Le cancer est-il contagieux ?
- Devrais-je m'inquiéter en cas de gel ou de surchauffe des bouteilles d'eau jetables ?
- Certains aliments peuvent-ils prévenir ou guérir le cancer ?
- Mon risque de cancer est-il plus élevé si plusieurs personnes autour de moi en sont atteintes ?
- Une blessure physique ou un coup peut-il causer un cancer ?
- Puis-je mettre des contenants de plastique au micro-onde sans m'exposer au cancer ?
- Quel lien y a-t-il entre le sucre et le cancer ?
- Certaines personnes croient qu'elles ne peuvent rien contre le cancer parce qu'elles sont destinées à en être atteintes.

Les perceptions liées au cancer mettent en relief la peur, la douleur, la souffrance, la perte du contrôle et de l'indépendance, le découragement, l'isolement et la mort (Daher). Selon le même auteur, l'expérience du cancer est difficile pour les patients et leurs familles : les survivants parlent souvent de déni et ou de refus de faire face au cancer.

Dans la vie d'un patient porteur de cancer, la spiritualité joue un rôle important. La majorité des malades sont croyants et les croyances religieuses les aident à supporter la souffrance.

Certaines études ont montré que les croyances et les activités religieuses favorisent une meilleure qualité de vie : moins de dépression et une survie plus longue, moins de complications postopératoires.

Pendant des années en occident, le cancer projetait une représentation sociale péjorative, voire taboue. C'était une maladie honteuse et cachée. Depuis une trentaine d'années, grâce aux différentes campagnes d'informations et de dépistage, cette maladie est devenue moins taboue. On est arrivé à démystifier le cancer et gommer son image négative.

Cependant, il y a encore du travail à faire, car dans l'opinion le mot cancer reste arrimé à la mort.

Le traumatisme que crée un cancer va être modulé plus par des éléments rationnels et irrationnels qui interviennent dans l'élaboration d'une psychogenèse de la maladie que par des variables cognitives et émotionnelles.

Celles-ci vont façonner les attitudes et les comportements face à la maladie, l'adhésion ou pas aux traitements proposés avec le recours possible aux médecines parallèles et à des interprétations parfois totalement irrationnelles (E Marx, M Reich). En occident, la découverte d'un cancer entraine souvent chez le patient une recherche de sens, soit par interprétation de l'évènement, soit par attribution d'une signification et la mise en place de croyances, de pensées magiques et de comparaisons sociales. L'apport des psycho-oncologues nous a permis de mieux en mieux appréhender ce sujet.

Les croyances et représentations du cancer constituent une interface entre le patient et le soignant. Le praticien doit en tenir compte. Susceptibles d'évolution durant la maladie, les croyances et représentations du cancer sont aussi influencées par des facteurs culturels, sociétaux et philosophiques qui entourent le patient.

Qu'en est-il des croyances et représentations de la maladie cancéreuse en Afrique au sud du Sahara ?

Le cancer n'est pas l'apanage du monde moderne, il est très répandu en Afrique noire où il a toujours été présent. Certaines croyances africaines conduisent quelquefois les malades à supputer que leur cancer serait occasionné par des pratiques mystiques ou de sorcellerie. La stigmatisation du malade ou de sa famille peuvent compliquer la vie du malade et de ses proches. En raison de la gravité de cette pathologie, il est fréquent de voir les malades et tous ceux qui lui sont proches remettre en question leurs croyances ou leur appartenance à une religion. Cela peut occasionner une détresse spirituelle.

La religion peut constituer une barrière lorsqu'il est question de pudeur, de perception de la maladie en tant que volonté divine ou de croyance normative entrainant une peur de la stigmatisation, et un levier lorsque celle-ci implique les leaders religieux. Dans le cadre de l'exercice de notre métier, il nous est souvent arrivé de rencontrer des dames d'un certain âge qui refusent d'être examinées par des médecins hommes au prétexte que leur intimité serait violée, car leur religion ne le tolère pas. Souvent aussi, il est difficile d'examiner une femme musulmane surtout lors d'un examen gynécologique.

Le mari est réticent à ce que son épouse expose ses parties génitales en dehors de lui, exigeant que l'examen soit pratiqué par un médecin de sexe féminin.

Au Congo-Brazzaville, le dépistage des lésions précancéreuses se heurte à quelques freins. En effet, les dames sollicitées pour participer au dépistage éprouvent, pour la plupart des cas, un sentiment de fatalité face à la maladie, une peur du cancer, surtout du résultat, une inégalité face à la prévention et quelquefois le manque de temps.

Lorsque nous essayons de comprendre pourquoi il y aurait autant de freins entravant le dépistage des lésions précancéreuses du col de l'utérus, il apparait ceci :

- Méconnaissance de la pathologie et de son dépistage surtout dans les couches populaires avec un faible niveau d'instruction ;
- Plusieurs considèrent qu'elles ne sont pas concernées par cette pathologie ;
- Gêne à l'égard de la localisation, le sujet parait tabou, car les dames éprouvent le sentiment d'être violées par un inconnu ;
- Peur des traitements tels que le laser ou la conisation, alors que beaucoup de dames se font suivre, soit par des féticheurs ou guérisseurs, soit par des pasteurs dans des églises de réveil.

De nombreux cancers fréquents tels que les cancers du sein, du col de l'utérus, de la prostate et du colon pour ne citer que ceux-là, peuvent désormais être traités avec succès s'ils sont détectés précocement. Malheureusement, ces cancers restent parmi les plus meurtriers en Afrique noire, où les patients sont généralement diagnostiqués trop tard et à un stade avancé de la maladie. Plusieurs raisons expliquent cela, mais surtout des aspects socioculturels. On peut relever la crainte d'une tendance à la stigmatisation de la personne malade, c'est pourquoi les malades et les familles cachent la maladie.

Cela contribue au fait que beaucoup de malades arrivent trop tard à l'hôpital. D'autres vont attendre que les symptômes persistent avant de se tourner vers les tradi-thérapeutes en espérant qu'ils puissent les soigner.

En réfléchissant sur la santé intégrative, qu'en est-il de l'approche philosophique du cancer en Afrique noire ? Didier Ouédraogo en abordant cet aspect du problème rapporte ceci : l'approche philosophique de la maladie cancéreuse dans l'actuelle Afrique noire ne peut être pensable sans le recours de ce qui constitue le fondement africain.

La perception de la maladie cancéreuse et l'itinéraire thérapeutique varient souvent en fonction de la culture. En effet en Afrique, il existe divers cultures et rites. Mon équipe au Chu de Brazzaville a publié une étude sur l'impact culturel dans la prise en charge des cancers en Afrique.

Quelle est la perception de la maladie et l'itinéraire thérapeutique chez des malades porteurs de cancer originaires du Gabon, du Congo et du Niger ?

Au Gabon, comment les Fangs perçoivent-ils le cancer ?

Les Fangs distinguent très clairement deux catégories de maladies : les maladies banales et les maladies spécifiques à leur culture. L'appartenance d'une maladie à l'une ou l'autre catégorie dépend en dernière analyse de la manière de la contracter. Le cancer est une maladie dite provoquée par une force occulte qui est un sorcier. L'homme susceptible de donner un cancer à un membre de son groupe commet donc une double faute : il nuit à autrui et il nuit au bon équilibre du groupe pour lequel il constitue désormais une menace, voire un danger. Le cancer est pris très au sérieux par la communauté et, notamment, à travers la personne qui a la charge de restaurer cet équilibre rompu : le médecin. La tâche du médecin ne consiste pas seulement à soulager la souffrance du patient, mais surtout à retrouver la cause qui se cache derrière le symptôme, afin de rétablir l'équilibre dans le groupe et faire triompher les valeurs de la société. Nous observons donc bien que la tâche du médecin dépasse le cadre strictement médical.

Perception du cancer chez les Masanguis du Gabon

Toujours au Gabon, chez les Masanguis, la perception et le traitement du cancer sont des notions qui ne peuvent se comprendre ni même se concevoir qu'à l'intérieur de la culture dans sa globalité : organisation socioculturelle, organisation familiale et clanique, et les croyances qui jouent un rôle prépondérant dans cette société. Le culte des ancêtres, les esprits, dieu et les rites initiatiques occupent une place très importante dans le développement socioculturel de l'individu. Lorsque survient un symptôme particulier, la première démarche est d'essayer de savoir de quoi il s'agit. Après ce premier diagnostic qui est le plus souvent approximatif, on administre des premiers soins à base des feuilles. Lorsque l'on s'aperçoit que la maladie persiste, on consulte un guérisseur, celui qui soigne. Ce dernier dispose de la connaissance nécessaire pour faire semble-t-il une identification du cancer, qu'il essaiera de soigner. Si la guérison n'est pas au rendez-vous, le patient aura recours à un voyant pour avoir la clairvoyance. Le voyant va donc utiliser sa science pour découvrir l'origine de ce cancer ; très souvent, le guérisseur est aussi un voyant

« Le voyant utilise plusieurs techniques, la plus répandue est celle de la « lance ». Lorsque l'origine de la maladie cancéreuse est découverte, on va chez le grand guérisseur qui a la compétence mystique et médicinale pour combattre

victorieusement le sorcier. Fréquemment pour soigner, le grand guérisseur initie le patient à un rituel « le bois sacré », afin qu'il « voie la vérité ». La médecine moderne n'intervient chez les Masanguis qu'en dernier recours. »

Comment les Bayombés du Congo-Brazzaville perçoivent la maladie ?

Au Congo-Brazzaville, notre regard a été porté sur les Bayombés. Dans cette communauté qui vit essentiellement dans le Mayombe, toute maladie peut avoir une origine naturelle ou mystique en fonction du degré de gravité : le cancer n'est souvent pas grave du fait qu'il n'engendre aucune douleur au début de la maladie, et ne nécessite aucun traitement spécifique. La médecine populaire par l'utilisation des feuilles suffit à guérir le malade. Lorsque le cancer est à un stade avancé, avec un risque d'entrainer la mort, il cesse d'être considéré comme naturel.

Les Bayombés vivent en clan et, devant un cas de cancer, tout le clan s'y implique. Le chemin du recouvrement de la santé comprend plusieurs étapes suivant la gravité du cancer. Le passage d'une étape à une autre est fonction des résultats obtenus. Si la médecine populaire guérit le cancer, on ne jugera pas nécessaire de passer à la démarche suivante, à savoir celle qui consiste à aller consulter le guérisseur.

La médecine populaire, ici, est l'ensemble des connaissances générales de la population sur les plantes aux propriétés curatives. Les dépositaires de ce savoir ne subissent pas d'apprentissage particulier ; à l'origine, ils ne sont pas considérés comme des guérisseurs.

L'initiative de cette première démarche incombe aux parents, essentiellement le père assisté de la mère du malade. Les soins sont administrés par ces proches eux-mêmes, sans aide extérieure.

La consultation des petits voyants, « ceux qui voient clair », est informelle. Elle vise l'établissement du diagnostic. Elle est menée par les parents (père et mère). Les avis de ces petits voyants sont souvent édifiants. La première réunion de famille est l'occasion de débattre de la santé du malade. L'oncle du malade entre en scène en se présentant comme l'auteur principal de la maladie. Il va « tendre sa jambe » pour donner une « porte de sortie » au sorcier.

Ce geste tient lieu d'avertissement à ce dernier. A l'issue de cette réunion, l'oncle autorise le guérisseur à continuer les soins. Cette autorisation est censée rendre les soins plus pertinents. A la deuxième réunion de famille, on y prend la décision de consulter le grand voyant, afin de déterminer le mobile exact de l'ensorcellement et l'origine de celui-ci.

Lors de la première consultation du grand voyant, on ne cherche pas encore à identifier le sorcier, mais on s'en fait une idée pour orienter les négociations. On ne désigne jamais le sorcier avant que le cas ne soit désespéré. A ce stade, la maladie est plus grave et mystique. Pendant la troisième réunion de famille, c'est l'occasion de la réparation du tort causé. La victime et sa famille, après connaissance des mobiles de l'auteur de la maladie cancéreuse, procèdent à la confession. Le malade lui-même se confesse d'abord, s'il a quelque chose à se reprocher ; ensuite, le tour revient aux membres de la famille qui ont des griefs, de se confesser aussi.

La deuxième étape de la consultation du grand voyant, c'est la danse rituelle permettant au grand voyant d'entrer en contact mystique, dans un premier temps, avec le malade dans le cas d'une victime au courant de l'origine de son mal, puis, dans un deuxième temps, avec le sorcier chez qui l'esprit du malade est fait prisonnier et gardé par des diables, pour essayer de le délivrer. La médecine moderne arrive après l'échec de toutes les démarches traditionnelles.

Au Niger, chez les Touaregs

Au Niger chez les Touaregs, la santé, la maladie ou la guérison sont à concevoir à travers la perception du corps. Le corps humain est constitué de deux composantes : la chaleur et la fraicheur. Ces propriétés de chaleur et de fraicheur ne sont pas à relier directement à une température objective du corps. En général, dans cette conception dualiste, les Touaregs associent la chaleur à la notion de « graisse et la fraicheur à la notion de « sucré ». L'excès d'une de ces composantes provoquerait-il le cancer ?

Il est important de discerner si le cancer relève de l'excès de chaleur ou de fraicheur, ce afin d'ajuster le traitement, lequel est fait d'interdits alimentaires, mais aussi de remèdes.

C'est ainsi que la guérisseuse prescrit des soins « rafraichissants » quand le mal relève de l'excès de chaleur, et recommande des soins « réchauffants » quand le mal est dû à un excès de fraicheur.

Le cancer et les maux quotidiens, comme la majorité des maladies contractées par les Touaregs, sont attribués à des causes naturelles et la plupart sont expliquées par des excès alimentaires. Cependant, les causes peuvent, dans certains cas, obéir à une autre logique, notamment lorsque le cancer résiste aux soins courants. Les soupçons vont alors se porter sur les génies, « ceux de la brousse », ou sur les agissements du sorcier.

La confirmation du diagnostic passe forcément par la consultation d'une voyante. Cette dernière pratique la voyance et plus particulièrement la voyance à partir des étoiles.

Dans les croyances Touaregs, chaque individu a son étoile ; tout ce qui lui arrive de bien ou de mal peut lui être rattaché. Pour conjurer les cancers, les Touaregs ont recours principalement à deux thérapeutes : la guérisseuse et le marabout. Lorsque ces deux entités n'arrivent pas à apporter la guérison, ils vont consulter le médecin.

* * *

La perception de la maladie par ces différents groupes sociaux et l'itinéraire thérapeutique qu'ils empruntent sont malheureusement à l'origine de l'arrivée tardive des malades à la première consultation de cancérologie. L'influence culturelle sur le cancer en Afrique noire a un impact négatif considérable, et constitue un frein à la prise en charge du cancer.

Le malade africain contemporain a toujours commencé par son histoire. L'homme africain s'interroge souvent sur le sens qu'il attribue à sa maladie.

En Afrique noire, selon l'endroit où l'on se situe, les représentations de la maladie comme le comportement des malades sont variables selon les cultures. En effet, un homme est malade en fonction des représentations qu'il se fait de la santé et de la maladie, et celles-ci sont en grande partie culturelles. Syed et Cherif nous rappellent que la santé n'est pas qu'un état subjectif, une sensation physique ou psychique, c'est aussi un fait social, un état construit, un fait de culture.

C'est donc le groupe social, en fonction de sa culture, donc de sa représentation du monde qui définit le normal et le pathologique. Il propose aussi des étiologies et des thérapies spécifiques selon les cas. Par conséquent, un comportement peut être considéré comme pathologique dans une société donnée (la transe dans les sociétés occidentales) et normal dans une société africaine (les transes rituelles comme celles pratiquées dans le vaudou). En Afrique, la sphère des soins est dominée par deux courants. Il s'agit de la médecine traditionnelle qui est héritage culturel des Africains et la médecine occidentale que nous pratiquons dans nos hôpitaux.

Il faut savoir qu'une représentation de la santé et de la maladie repose souvent sur une conception de l'homme, de son rapport aux autres.

Dans la conception africaine de la santé, les causes du cancer sont souvent personnalisées. Le cancer fragilise le patient et le submerge d'angoisse. Devant cette souffrance, les soignants ne peuvent se contenter de soulager physiquement, si possible de guérir. Ils doivent également tenir compte de la question du sens.

Quand un patient se réfère à des représentations inconnues pour le soignant, le risque existe que celui-ci se désintéresse du sens que le patient donne lui-même à ce qu'il vit. Dans notre société de cohabitation croissante entre cultures très diverses, le regard porté sur le cancer se doit d'évoluer.

Le vécu de l'annonce d'un cancer en Afrique varie d'un individu à un autre. Le vécu constitue la compréhension de la maladie, mais aussi de la représentation que l'on en fait.

La gestion du cancer par le malade et son adaptation à la pathologie sont liées à la façon dont leur réseau social, en particulier leur famille, voit cette maladie.

Le comportement des proches exerce une influence sur celui du malade et également sur l'expression des symptômes et l'observance thérapeutique (Kerns RD, Weiss LH). La médecine allopathique propose des traitements ayant fait leurs preuves ; pourtant, l'utilisation des traitements alternatifs demeure une pratique courante dans beaucoup de pays africains au sud du Sahara (**Hessissen L**). Entre 2019 et 2020, **Zacharie Sando** et ses collaborateurs ont mené, au

Cameroun, une étude sur le regard par les malades sur la gravité du cancer ainsi que sur l'utilisation des traitements alternatifs en oncologie médicale. Cette étude visait à établir le ressenti des patients face au cancer et examiner l'ampleur de l'utilisation des traitements alternatifs, ainsi que les facteurs influençant leurs choix.

De cette étude, on peut retenir que 38,5 % ont une perception grave du cancer, alors que 9 % d'entre eux estiment que le cancer n'est pas une maladie grave.

Ces chiffres sont à mettre à mon avis en perspectives selon le degré d'instruction des malades. Il ressort des proches après avoir étudié la même variable, c'est-à-dire la perception de la gravité du cancer, que 70,5 pour cent pensent que la maladie est grave. Dans 54,5 pour cent de cas, les proches pensent que le cancer est incurable.

Entre 2017 et 2018, Madame Touré et collaborateurs ont mené une étude rétrospective transversale bi centrique dans les services d'hématologie du CHU de Yopougon et de cancérologie du CHU de Treichville d'Abidjan. Ce travail a porté sur la perception de l'annonce du cancer chez des patients souffrant de cette affection.

De cette étude, des idées d'incurabilité et de mort sont respectivement de 0,8 pour cent et 3,3 pour cent. Le vécu psychologique des patients était marqué par un état dépressif dans 35 pour cent des cas.

Quant à l'itinéraire thérapeutique emprunté, 42 pour cent des patients ont eu recours au traitement médical, 41 pour cent des patients ont préféré aller vers des églises de réveil. 6 pour cent des malades ont les traitements alternatifs. Cette étude montre combien il est important de formaliser ou d'intégrer l'intervention psycho-oncologique dans la prise en charge des patients noirs africains porteurs de cancer.

Les perceptions du cancer par les patients, leur entourage et les soignants ont fait l'objet d'une étude par Amekoudi Ablavi Délali, au Chu SO, à la clinique Biasa et à la clinique de l'aéroport à Lomé. De ce travail, on peut retenir que le cancer reste une maladie associée à la peur, à la fatalité et à la mort. Le cancer est très souvent perçu comme une maladie incurable et causée par la modernité. Pour certains, le cancer résulte d'un envoutement ou d'un mauvais œil, faisant de la pathologie une maladie spirituellement provoquée. Elle prend aussi très souvent l'image d'une maladie de l'épreuve ou de la punition pour donner suite à une transgression.

Les personnels soignants pour la plupart perçoivent la maladie de la même façon que les patients. Toutefois, les médecins et les spécialistes considèrent le cancer comme étant une maladie au même titre que les autres.

Toutes ses observations avaient quasiment été identifiées dans un travail que **Lolke Van Der Veen** a publié en 1996 dont le titre est : *Maladies et remèdes en Afrique centrale : perception, dénomination et classification.* De cette étude on peut retenir :

- La maladie est perçue comme une rupture d'équilibre, à la fois sur le plan de l'individu et celui de la société à laquelle appartient l'individu. La maladie est considérée comme un moment de fragilité que des personnes mal intentionnées peuvent mettre à profit. Le malade noir africain ne fera pas part de son état à n'importe qui.
- La méfiance qui règne dans ce domaine est considérable, en particulier lorsqu'il s'agit de maladies graves considérées comme mystiques, tel le cancer. On tend à cacher son état à toute personne connue ou inconnue par peur du sorcier, car celui-ci pourrait tirer profit de la situation et agir sur l'efficacité des soins.

- La perception de la maladie est tributaire d'une vision de l'homme différente de la vision occidentale. Le bantou originaire d'Afrique centrale a une conception holistique de l'homme et de l'univers. Nos médecines traditionnelles cherchent à soigner l'homme tout entier.
- Les diverses pathologies font l'objet d'une double perception. Pour ce qui est de leur origine ou cause possible, on distingue les maladies naturelles qui généralement ne sont pas graves et qui guérissent facilement et les maladies mystiques, tel le cancer, qui ont trait aux interdits et lois claniques ayant trait à la sorcellerie.

Fantasmes autour du cancer : démêler le vrai du faux

Autour du cancer, il y a beaucoup de fantasmes. Essayons de démêler le vrai du faux en tordant le cou à certaines idées reçues :

Les tumeurs sont-elles toutes cancéreuses ? FAUX

Il existe des tumeurs bénignes et des tumeurs malignes qui sont des cancers. Pour le comprendre, il faut repartir vers les mécanismes du cancer.

Celui-ci apparait lorsqu'une anomalie se produit dans le cycle naturel de multiplication et de réplication des cellules. Les tissus et les organes du corps humain sont constitués de plusieurs milliards de cellules qui se multiplient selon des mécanismes variés. Dans le principe, une cellule-mère se divise en deux cellules-filles qui chacune se divise en deux, ainsi de suite. Il s'agit d'un processus naturel chez tout être vivant qui permet le développement et la régénération de l'organisme. Ce cycle cellulaire est normalement régulé, afin de contrôler la réplication des cellules. Dans le cas du développement d'un cancer, il se produit une lésion au niveau d'un gène situé dans la cellule entrainant sa mutation.

La cellule anormale se multiplie alors de manière anarchique pour donner naissance à des cellules identiques porteuses des mêmes anomalies. La cellule cancéreuse se multiplie jusqu'à former un amas appelé tumeur. Certaines tumeurs sont bénignes et peuvent être détruites en cours de croissance par les mécanismes de défense du corps humain. D'autres sont malignes ; leur prolifération se fait au détriment des cellules voisines qui ne peuvent plus assurer leur fonction. C'est à partir de là que l'on parle de cancer.

Peut-on guérir définitivement d'un cancer ? VRAI

On parle de guérison d'un cancer lorsque plus aucun signe de maladie n'est détecté à l'issue d'une période de 5 ans, voire 10 ans ou plus pour certains cancers.

Aujourd'hui, on arrive à guérir un cancer sur deux. L'apparition de nouveaux traitements (thérapies ciblées) et l'amélioration des méthodes diagnostiques permettant de découvrir les cancers à un stade précoce, entrainant une meilleure prise en charge, améliore considérablement le pronostic de nombreux cancers.

Si ma maman et ma grand-mère ont eu un cancer du sein, en aurai-je forcément ? FAUX

De façon générale, 5 à 10 % des cancers diagnostiqués résultent d'une prédisposition héréditaire et donc transmissible. Il en est de même pour le cancer du sein. On estime que 90% des cas de cancer du sein ne sont pas liés au patrimoine héréditaire, mais surviennent au hasard, c'est-à-dire sans prédisposition génétique identifiée. Le cancer du sein est une maladie fréquente et peut donc survenir au hasard deux voire plusieurs fois dans une même famille.

Lorsque plusieurs cancers du sein sont diagnostiqués chez des personnes d'une même famille, le médecin peut proposer à la patiente, selon certains critères, de participer à une recherche de mutation génétique. En effet, certaines mutations sont connues pour augmenter le risque de cancer du sein, par exemple BRCA1 et BRCA2. Lorsqu'une femme est porteuse de ces mutations, elle a plus de risques de présenter un cancer du sein dans sa vie.

Chez ces patientes pour qui le diagnostic de mutation est confirmé, on peut proposer soit une surveillance renforcée soit une mastectomie bilatérale prophylactique, comme cela fut proposé à une actrice américaine très connue, Angélina Joli.

L'utilisation de déodorant ou le port de soutien-gorge, peut-il favoriser l'apparition d'un cancer du sein ? FAUX

Une étude a montré un lien entre un cancer du sein et l'exposition à des sels d'aluminium chez la souris, dans des conditions expérimentales. Des doutes ont donc été émis.

Cependant, malgré des études épidémiologiques bien menées, aucune étude menée chez l'homme n'a montré de lien entre l'utilisation des déodorants et la survenue d'un cancer du sein. Concernant le port de soutien-gorge, il n'a jamais été démontré d'association significative.

Certains régimes peuvent-ils guérir le cancer ? FAUX

Depuis quelques années, le jeûne et les régimes apparentés font l'objet d'un engouement de la part du grand public du fait d'une large médiatisation de leur pratique et de leurs potentiels effets sur la réduction du risque de développer certains cancers ou sur l'efficacité et la tolérance des traitements associés. Il faut se garder de sombrer dans la dénutrition qui pourrait aggraver le cancer ou augmenter le risque infectieux et d'immunosuppression anticancéreuse.

La nutrition reste toutefois une question essentielle dans la prévention des cancers et pendant les traitements. De nombreuses études ont démontré qu'après un cancer du sein, par exemple, la prise de poids, l'absence d'activité physique et un régime non équilibré pouvaient induire un risque de rechute de la maladie. Il est primordial que les médecins soient à l'écoute des attentes de leurs patients, afin de leur proposer un suivi nutritionnel régulier (Inca-http://www.e-cancer.fr/ actualités).

Le tabac est-il le premier facteur de risque évitable de cancer ? VRAI

Le tabac est le premier facteur de risque évitable de mortalité dans le monde. Le tabac est responsable des cancers du poumon, mais aussi de la gorge et de la vessie.

Il serait également impliqué dans les cancers du foie, du pancréas, de l'estomac, de l'œsophage, du rein, du col de l'utérus, du sein, du colon, de l'ovaire et de certaines leucémies (Inca : www.cnct.fr).

La pratique du sport permet-elle de mieux lutter contre le cancer ? VRAI

Il existe une altération des capacités cardio-respiratoires et musculaires chez les patients porteurs de cancer. Ce phénomène qu'on nomme déconditionnement physique ou intolérance à l'effort se traduit par une diminution de l'autonomie, de la qualité de vie, de l'estime de soi et une fatigue intense et tenace.

Le sport améliore la tolérance des traitements et de leurs effets ; un allongement de l'espérance de vie et une diminution du risque de récidive de la maladie.

Les bénéfices de l'activité physique pour les patients atteints de cancer sont largement prouvés (Inca 2017).

Peut-on soigner le cancer avec des comprimés ? VRAI

Les chimiothérapies sous forme de comprimés en prise à domicile sont en plein développement. Elles représentent actuellement probablement la moitié des traitements.

La chimiothérapie par comprimé correspond le plus souvent à ce qu'on appelle thérapie ciblée. Ces comprimés sont parfaitement efficaces. Bien souvent, ces médicaments présentent moins d'effets secondaires que les chimiothérapies classiques (ONCORAL)

Chez le patient âgé, y aurait-il moins d'urgence à traiter le cancer ? FAUX

Même s'il est possible que la survenue de cancers soit favorisée par le vieillissement, le cancer évolue de la même façon que chez le sujet jeune. Le diagnostic doit alors être posé tôt pour permettre une prise en charge efficace, car chez les malades de plus de 70 ans, le retard de diagnostic peut occasionner des conséquences extrêmement graves (sous-traitement ou sur-traitement).

L'analyse des mythes autour du cancer en Afrique au sud du Sahara révèle une fracture entre la médecine moderne et les systèmes de croyance populaires. Pour combler ce fossé, il faut respecter les imaginaires sociaux tout en menant un travail patient de pédagogie, d'écoute et de co-construction des savoirs.

Chapitre 4

L'annonce du diagnostic de cancer

L'annonce du diagnostic de cancer est un moment extrêmement difficile tant pour le patient et la famille que pour le médecin ou tout autre personnel soignant. Le malade qui reçoit cette information voit la terre s'ouvrir sous ses pieds. Il est projeté dans un monde vertigineux qui le dépasse totalement. Il est dévasté.

Si le cancer est une épreuve difficile pour le patient, il l'est tout autant pour la famille et ses proches. La maladie va modifier les comportements de tous les segments familiaux qui entourent le patient. Lorsque le diagnostic de cancer tombe, le choc est tel que le malade peut passer par plusieurs stades à savoir :

- Le refus du diagnostic : face à cette violence qui lui est faite, le patient va difficilement intégrer le fait qu'il soit malade avec *in fine* la possibilité d'en mourir. Il peut avoir conscience de ce qui lui arrive, mais s'obstine à ne pas y croire. Il dénie la maladie ;
- La colère : l'idée que l'on se fait d'une mort annoncée peut conduire le malade à développer une attitude hostile envers le corps médical, envers les autres et surtout envers soi-même. Le malade se pose sans cesse des questions pour savoir ce qu'il n'a pas pris comme précaution pour se retrouver dans le monde des patients porteurs de cancers. Ne pouvant apporter à soi-même des éléments de réponse, l'angoisse de la mort va décupler sa colère ;
- Le marchandage : il arrive souvent que le patient négocie un moment de répit face au temps qui s'égrène, par rapport à la progression de la maladie et à une mort inéluctable si rien n'est fait ;
- La dépression : elle est souvent nécessaire pour ensuite enclencher le processus d'acceptation de la maladie et enfin se souscrire à se faire soigner. La dépression est souvent alimentée par la peur de mourir, les regrets et surtout si l'on vit seul et que l'on n'a personne en qui se confier ;
- L'acceptation : le malade conscient de son état accepte le diagnostic.

Le docteur Elisabeth Kubler-Ross, une psychiatre américaine, a su répertorier les étapes psychiques par lesquelles passe un individu lorsqu'il apprend qu'il est atteint d'une maladie grave.

Doit-on tout dire au malade ?

L'approche peut s'avérer délicate, mais la vérité est nécessaire. Les vérités qui sont tues peuvent devenir venimeuses. Pourquoi doit-on dire ? En effet, aujourd'hui, grâce à l'efficacité des traitements, le mot cancer n'est plus systématiquement traduit par « issue fatale », comme il le fut par le passé. La recherche d'une adhésion thérapeutique repose sur une confiance où le mensonge n'a plus sa place (Pascale Gruber).

En fait, ne pas savoir, plonge en quelque sorte le malade dans l'inconnu. Le Professeur **Marc Peeters** explique : pour des raisons liées à leur histoire ou à leur culture, certains malades refusent d'être informés.

Pendant ma formation en Belgique, j'ai souvent été confronté à des malades venant des pays des Grands lacs, qui ne souhaitaient savoir davantage de quoi ils souffraient. Devant cette situation, il faut respecter leur choix.

Dans un livre intitulé *Les vérités du cancer*, Sylvie Fainzaing explique qu'entre les médecins qui ne disent presque rien et ceux qui disent tout, certains pour prévenir tout reproche ultérieur, le plus grand nombre ne dit qu'une partie.

A cet égard, annoncer à un malade que son cancer est incurable anéantit toute perspective d'acceptation d'un traitement. Cela a pour conséquence le fait que le malade par désespoir se tourne vers des solutions hasardeuses en se jetant dans les mains des charlatans.

Parler du cancer est moins tabou. Mais, cela ne signifie pas qu'une information franche et complète va circuler tout au long de la maladie, surtout lorsque les mauvaises nouvelles surviennent après l'annonce du cancer. Le terme métastase en est un exemple-type ; il est très rarement prononcé par un médecin face au malade.

Le praticien doit éviter de tomber dans le piège du « paternalisme », avec infantilisation de son patient. Le docteur Didier Vander Steichel, insiste sur le fait que quand les nouvelles ne sont pas bonnes, le malade doit recevoir une assurance : que tout sera mis en œuvre pour le soigner et qu'en aucun cas, il ne sera abandonné.

Il faut se souvenir que le malade désire être traité comme un sujet à part entière, être respecté et être informé. Il attend de son médecin qu'il lui communique les nouvelles en des termes clairs, compréhensibles et en association avec une proposition de prise en charge. L'annonce des mauvaises nouvelles doit être claire, mais il est fondamental de décliner les solutions que la médecine nous offre. En oncologie, aujourd'hui tout le monde s'accorde pour dire que pour annoncer un cancer, il faut :

- Choisir un lieu calme, sans téléphone et avoir pris tout son temps pour le faire ;
- Etre préparé ;
- Prévenir le patient ;
- Etre simple et clair dans les paroles choisies ;
- Demander si le malade a compris ce qu'il veut savoir ;
- Faire des pauses et surtout écouter le patient ;
- Donner les informations au fur et à mesure ;
- Résumer l'information.

Le diagnostic du cancer reste un choc. La personne touchée doit faire face à de nouveaux défis en matière de santé. Le patient est appelé à faire face à de nouveaux défis.

Depuis une quarantaine d'années, une sous-discipline de la cancérologie appelée psycho-oncologie permet d'aider les malades dans l'acceptation de leur maladie. Selon des études scientifiques, près d'un tiers des patients présentent des troubles émotionnels ou répondent aux critères d'un trouble psychique. Lorsque le diagnostic du cancer est évoqué, plus rien ne se présente comme avant. La vie change du tout au tout. Ces patients qui éprouvent souvent de la honte et de l'injustice, paniquent et se sentent coupables. Face à ce genre de situation, il est difficile de garder son sang-froid et de mettre en place des stratégies d'adaptation. Tel que nous le rappellent les psycho-oncologues, se sentir dépassé, dès le début ou par la suite, est tout à fait normal. En parler ouvertement, pour chercher des stratégies ensemble est souvent utile. Le patient est ainsi mis au défi de faire face à sa maladie physique. Face à cela, les capacités de gestion et d'adaptation psychique jouent un rôle central. Les psycho-oncologues ont développé un thermomètre de détresse pour en faire un outil de dépistage.

Ce thermomètre sous forme de questionnaire est utilisé en oncologie ambulatoire et dans les services palliatifs pour identifier les personnes présentant un stress accru. Ce thermomètre fournit de précieuses informations quant à la situation du patient : état de santé, aspects pratiques, sociaux, émotionnels et physiques. Le patient se rend compte que le praticien le prend au sérieux et, qu'en plus de son bien-être physique, les soignants se préoccupent également de son bien-être physique et social. En fonction du score de ce thermomètre virtuel, on peut recommander au patient de se rendre à la consultation psycho-oncologique dont la plupart des patients n'ont jamais entendu parler. Très souvent, quand ils s'y rendent, les praticiens perçoivent eux un soulagement, car les malades arrivent à aborder en toute confiance les problèmes qui les préoccupent. L'aide psychologique est de plus en plus acceptée de nos jours plus que par le passé. Actuellement, les gens sont plus ouverts pour exprimer et prendre au sérieux leurs maux corporels et psychiques.

Il faut savoir qu'une personne qui bénéficie d'un traitement psycho-oncologique n'est pas nécessairement malade psychiquement et son cancer n'a pas obligatoirement des causes psychiques. Cela signifie simplement que le cancer a un impact sur le vécu et le comportement psychique de la personne, un vécu que celle-ci n'est pas toujours en mesure de gérer seule ou avec ses proches (Dr Phil Sandra Sieber). Si la psycho-oncologie a été développée il y a plusieurs années en occident, cela reste à mettre dans la plupart des pays africains confrontés à une pénurie d'oncologues, de psychiatres et de psychologues cliniciens. Il nous revient à nous les pionniers de l'oncologie au sud du Sahara avec nos collègues psychologues cliniciens, voire psychiatres, de développer ce module dans le cursus de formation des praticiens de l'art de guérir.

La découverte du cancer et la lourdeur du traitement finissent par déstabiliser les proches, car le malade est effondré, angoissé, bouleversé, agressif et quelquefois mutique. La famille a souvent tendance à surprotéger le patient, cela peut l'infantiliser et l'agacer.

Il arrive que certains membres de la famille soient indifférents, maladroits ou incapables d'admettre la réalité et la gravité de la maladie. Dans certains cas, le sentiment d'impuissance que ressentent les proches peut les conduire à fuir le malade. Face au cancer, les proches peuvent présenter plusieurs réactions : Il s'agit de l'angoisse quant à la maladie et aux résultats thérapeutiques, de la culpabilité de ne pas être à la hauteur de la situation, de l'impuissance face à la maladie, aux effets secondaires induits par les multiples traitements et à la douleur.

Les proches peuvent aussi présenter une forme d'épuisement due à l'accompagnement et aux efforts qu'ils fournissent pour tenir. Les proches ont parfois un sentiment d'abandon et d'isolement en raison de la captation du malade par le personnel soignant. Ils éprouvent quelquefois de la colère à l'égard de la maladie ou du malade lui-même lorsque celui-ci devient capricieux et difficile à vivre.

Certains couples sortent de cette épreuve renforcés ou parfois disloqués par le poids de la maladie. En effet, il est difficile pour l'un comme pour l'autre de s'adapter à cette nouvelle situation. Le rôle de l'un comme de l'autre est souvent altéré et l'équilibre relationnel modifié. La fatigue et les troubles psychiques induits par la maladie et son traitement affectent considérablement la vie sociale du couple. La sexualité du couple subit également un coup. Si le couple a des enfants, sans hésitation, il faut leur partager ce moment très particulier. Il faut leur donner l'information de manière adaptée à leur âge et rester disponible pour en parler avec eux.

Le cancer est aussi une terrible épreuve pour l'entourage. L'annonce de la maladie constitue un véritable choc pour la famille qui craint de perdre un être aimé. Elle va impacter la vie des proches du patient. Selon que l'on appartienne au monde occidental ou que l'on soit ressortissant d'Afrique noire, la réaction face à l'annonce du cancer n'est souvent pas la même.

Voici quelques témoignages des malades occidentaux que j'ai pu glaner sur la toile. Je voudrais ici les en remercier.

Les patients racontent souvent des histoires d'horreur sur la façon dont leur médecin leur a annoncé la nouvelle. Certains patients rapportent que leur diagnostic leur avait été expliqué en quelques minutes, par des médecins ou leurs remplaçants, manifestement pressés et en des termes qu'ils ne comprenaient pas. Une personne l'a même appris par téléphone. Lorsque le verdict a été prononcé, ils ont été laissés seuls face au choc. Ils ont tous souhaité plus de compassion et d'empathie de la part du médecin qui leur a annoncé cette nouvelle qui allait changer leur vie.

Une patiente rapporte le témoignage suivant : déjà mon médecin avait trois heures de retard sur le planning donc c'est son confrère qui m'a reçue. J'étais debout, lui assis. Il m'a tout balancé comme ça à la figure, j'ai juste entendu les mots cancer et radiothérapie. On va vous contacter pour fixer les modalités de la radiothérapie et en moins de trois minutes, c'était expédié. Je me tenais là comme une idiote, il a vu que je ne réagissais pas. Il s'est levé pour aller ouvrir la porte. Je me suis retrouvée dans la salle d'attente, sous le choc, me suis rassise et c'est une autre patiente qui m'a réveillée en quelque sorte. J'ai pleuré et pleuré et c'est elle qui m'a tout expliqué. Ce témoignage est bouleversant. Il est accablant pour le corps médical.

Un autre patient rapporte le témoignage ci-après :

Quand on a découvert par hasard mon cancer, il était déjà très métastasé aux poumons (stade IV). J'aurais aimé qu'on m'explique vraiment ma situation.

Le médecin qui m'a parlé après le PET /SCAN m'a balancé l'annonce d'une tumeur de la thyroïde métastasée aux poumons en trois minutes et sans ménagement. L'horreur ! Personne ne m'a expliqué ce que signifiait un stade 4. Ensuite, personne ne prononce les mots pour me dire qu'il progresse et se généralise.

C'était à moi de comprendre cela seule. Je n'ai eu aucun conseil. Je leur ai dit que j'ai du mal à respirer. Pas de réponse, l'oncologue écoute et ne me propose rien. J'ai le sentiment d'un chemin vers la mort en solitaire.

Si je n'étais pas bien entourée, ce serait vraiment atroce. Ce témoignage montre comment cette patiente a été abandonnée à son triste sort.

Dans son journal de bord, une patiente à qui on vient d'annoncer le diagnostic de cancer nous livre son témoignage :

Est-ce que je vais mourir ? Admettons-le, c'est une question qui mérite d'être posée dans de telles circonstances. Bien sûr, je vais mourir. Mais quand ? Et à quel point ce cancer va-t-il accélérer le processus ? Je mène de savants calculs ; mon type de cancer multiplié par mon stade de cancer, multiplié par l'âge auquel j'ai ce cancer, divisé par mon niveau de chance= ça ne sent pas bon. Ça ne sent pas bon du tout. Veinarde comme je suis, je vais avoir des métastases un mois après la fin du traitement, tout cela va finir de façon édifiante et sale. J'imagine ma messe d'enterrement, ma famille, mes enfants et mes anciens élèves en larmes. C'est un témoignage extrêmement pessimiste d'une enseignante.

Ce témoignage montre à quel point le cancer est une maladie qui peut détruire de façon instantanée un malade.

Une jeune dame de 29 ans, mariée et mère de 4 enfants dont l'ainé qui est un garçon à 13 ans et sa dernière fille à 2 mois. En 2022, elle a accusé des douleurs abdominales atroces pour lesquelles, elle fut emmenée aux urgences. Très rapidement une échographie et un scanner de l'abdomen furent réalisés. Ils ont montré la présence d'un liquide dans l'abdomen. Elle a été opérée dans la foulée.

Son opération chirurgicale a duré toute une journée. A son réveil, elle constate qu'elle est bandée de partout. Autour d'elle, il y a plusieurs chirurgiens et des infirmières avec des visages décomposés. On lui apprend que pour lui sauver la vie, les chirurgiens ont été dans l'obligation de lui poser une stomie qui est une poche rattachée à l'intestin. Cette poche est placée juste à côté de son nombril. Elle s'est sentie sale ; voir un trou dans son ventre, c'est impressionnant. Trois semaines plus tard, elle est convoquée à l'hôpital pour prendre connaissance des résultats de l'examen anatomo-pathologique. En se rendant à l'hôpital, elle pensait qu'on dirait qu'elle avait eu un kyste qui avait rompu dans le ventre. Dès qu'elle entra dans le bureau de consultation, elle fut accueillie par quelques médecins qui se trouvaient dans cette pièce. Elle comprit qu'il se passait quelque chose de grave. On lui annonça qu'elle a été opérée d'un cancer du côlon qui avait donné des métastases au niveau du foie, cancer pour lequel on lui proposa 6 cures de chimiothérapie qui seront suivies d'une hépatectomie réglée, c'est-à-dire que l'on va lui retirer les ¾ de son foie. Après les 6 cures de chimiothérapie, on lui annonça qu'elle était en rémission : c'est une bonne nouvelle qui malheureusement sera de très courte durée, car trois mois plus tard, elle accusa de violents maux de tête pour lesquels un scanner cérébral fut demandé. Celui-ci révéla une atteinte sur les os du crâne. Un véritable coup de massue lorsqu'on lui apprit que son cancer était extrêmement agressif et qu'il avait colonisé les os et vertèbres, le peu de foie qui restait après hépatectomie et les poumons. Ce témoignage montre combien l'annonce du cancer est très délicate.

Comment annoncer un cancer agressif à une jeune maman de quatre enfants dont la dernière n'avait que deux mois, lorsque fut découvert son cancer ?

Cette dame extrêmement courageuse a continué à se battre surtout pour ses petits bouts de chou, pour son mari et pour ses parents.

Une comédienne française dont je préfère garder l'anonymat a témoigné ceci dès l'annonce de son cancer :

Je n'ai jamais vraiment conscience d'être malade. Je ne veux pas que ça existe dans le monde réel et donc je ne veux pas inquiéter mes trois enfants et mes parents. Et ça c'est grave parce que les gens pensent que vous êtes morte quand vous avez le cancer. Pour moi, le combat, c'était pendant la chimiothérapie. Je n'ai pas envie d'aller dans le monde, j'ai envie de créer un monde. Ce témoignage est énigmatique.

Cette comédienne serait-elle dans le refus ou le déni de la maladie. Venant d'une comédienne, il n'est pas étonnant.

Le cancer est une maladie qui frappe à toutes les portes. Elle atteint les hommes comme femmes, les adolescents et adolescentes, les enfants comme les personnes âgées.

Il est dévastateur lorsqu'il survient chez un personnel soignant. Voici le témoignage d'une jeune oncologue atteinte d'un cancer du sein :

Depuis 15 jours, je sens une boule dans le sein gauche, mais je n'ose pas en parler. Cette nuit-là, je me réveille, je palpe mon sein : aucun doute possible. La masse est toujours là. Demain je consulte. Deux jours plus tard, j'arrive à mon rendez-vous sans angoisse particulière. La manipulatrice qui a réalisé ma mammographie me demande d'attendre dans la cabine avant de me rhabiller. Cinq minutes, dix minutes passent, la manipulatrice revient et m'informe que le médecin va réaliser une échographie complémentaire. Je frémis et commence à comprendre, mon cœur s'accélère. Non, ce n'est pas possible, je suis trop jeune ; non, je ne veux pas. Le médecin se présente et débute l'examen. Je scrute son visage, son regard, à la recherche d'un signe rassurant, d'un sourire. Il me pose quelques questions : que faites-vous ? Je suis médecin : silence. Vous faites une spécialité ? Oui, je suis cancérologue. Il se tait à nouveau et continue à passer la sonde sur mon sein, toujours le sein gauche. Au bout de quelques minutes qui m'ont paru interminables, il repose la sonde, s'éclaircit la voix, cherche ses mots et pour la première fois, me regarde pour me dire : les nouvelles ne sont pas bonnes ! Ça y est, ce que je craignais est là. Je suis projetée avec violence dans cet espace-temps où je pressens que le gouffre va s'ouvrir et m'engloutir à tout jamais. Je vis ces quelques secondes très fragiles où tout va basculer, où le sol se fissure jusqu'à devenir une faille, m'obligeant à passer de l'autre côté sans espoir de retour sur la berge saine ; la panique s'empare de tout mon être. Ces quelques secondes, je les voudrais éternelles parce que je sais déjà qu'après, plus rien ne sera pareil. Comment annoncer une mauvaise nouvelle à ses parents qu'on a un cancer alors qu'on est cancérologue ? Je suis à la fois la fille et celle qui doit apprendre et expliquer à ses parents, je suis à la fois le médecin et la malade (Laennec 2010/2, tome 58).

Ce témoignage montre à quel point nous sommes tous égaux face à la maladie.

Comment vivre quand on un cancer ? Est-ce que cette maladie change le sens de la vie ? Ces deux questions nous amènent dans le livre de Ruwen Ogien intitulé *Mes mille et une nuits*, paru aux Editions Albin Michel en 2017 où l'auteur nous livre un témoignage sur son cancer. Dans son livre, la maladie est assimilée à une comédie et l'humour est présenté comme une arme nécessaire contre la maladie. Son livre a le mérite de nous rendre libre, car son discours nous libère de l'idée selon laquelle une maladie incurable ou mortelle est une épreuve dont il faudrait être à la hauteur pour en comprendre le sens.

Ruwen Ogien dénonce dans son livre ce qu'il appelle le dolorisme, qui n'est rien d'autre que l'idée selon laquelle la souffrance et la maladie ont un sens ; ce qui ne tue pas rend plus fort. Ruwen Ogien réfute le dolorisme de manière argumentée en professionnel de la philosophie qu'il est et puis à mesure que la maladie progresse, c'est en décrivant le métier de malade et la comédie qu'il implique. Ogien nous amène à comprendre que la maladie n'a aucun sens. Et c'est comme cela que nous devons la vivre dans son non-sens total, parce que c'est la seule façon de lui faire face, de ne pas la surestimer et de tenter de lui résister.

Le cancer est une expérience existentielle, il ne saurait être une épreuve au travers de laquelle nous allons mesurer notre valeur ou notre courage.

Le cancer est un drame que nous pouvons vivre sur le mode de la comédie. Il faut tenir le cancer à distance parce que cette distance peut nous permettre de retrouver de la vie et malgré tout, continuer à vivre. Le témoignage que nous livre Ruwen Ogien est celui d'un patient porteur d'un cancer du pancréas qui l'entrainera vers la mort.

Mais face à la banalité statistique, son témoignage illustre la radicale singularité de l'expérience. Comment vivre le cancer ? Comment réfléchir aux bouleversements existentiels qu'il entraine ?

Le médecin qui a annoncé à Ruwen Ogien sa maladie n'a pourtant jamais prononcé le mot cancer. Il lui a diagnostiqué un adénocarcinome du pancréas et lui a laissé la responsabilité de déchiffrer ce que cela voulait dire ; un cancer du pancréas qui refuse de dire son nom.

L'annonce du cancer se fait paradoxalement sans fanfare, comme si l'on rechignait à traduire le bouleversement existentiel dont il s'accompagne pourtant. Ruwen Ogien est l'exemple du courage et de la résilience. Son témoignage peut permettre à beaucoup de patients malades du cancer d'affronter la maladie avec courage.

Pendant mes années de spécialisation en cancérologie à l'Institut Jules Bordet de l'Université Libre de Bruxelles, j'avais assisté à la déchéance de l'un de mes maitres à qui on avait diagnostiqué un cancer du cerveau quelques années auparavant ; j'observais avec admiration comment ce patron gérait sa maladie. Son humanité n'avait pris un grand sens que pendant que son état de santé se dégradait. Dans la même période, le président François Mitterrand affrontait avec courage son cancer de la prostate en généralisation. Toujours pendant la même période, j'avais appris avec effroi le décès du Professeur Schwarzenberg, un éminent cancérologue français, ministre éphémère de la Santé de sous la présidence de François Mitterrand.

J'avais alors pris conscience que même les cancérologues qui se battent au quotidien pour réparer les corps abimés par le cancer pouvaient eux aussi en mourir. Ces quelques témoignages des patients occidentaux montrent à quel point le mot cancer, malgré les efforts du corps médical pour le dédramatiser et rendre compte des progrès thérapeutiques qui font du cancer une maladie qui se soigne, le mot cancer revêt encore une symbolique morbide très ancrée dans les représentations sociales. Qu'en est-il des patients que nous recevons dans nos services ? La perception d'une maladie grave telle que le cancer par l'Africain est complexe et paradoxale. De nombreux malades rattachent leurs problèmes à la sorcellerie. Un mauvais sort jeté par un oncle ou une tante, et une mère ou un père est souvent évoqué. Cette attitude est source d'égarement. Ces malades ont souvent recours aux féticheurs ou tradi-praticiens, ce dans l'espoir de recouvrer rapidement une bonne santé.

Pour recevoir les traitements, ces malades sont souvent hébergés par leurs guérisseurs pendant de longs mois, leur faisant ainsi perdre toute chance de guérison. Le profil de ces patients est souvent assimilé aux personnes qui ne sont pas instruites.

Il arrive que des malades ayant un bon bagage intellectuel dans le déni ou le refus de la maladie se comportent comme ceux précédemment cités. Les églises de réveil qui foisonnent en Afrique noire sont également le refuge de ces patients. La croyance en dieu leur fait perdre tout le bon sens et active un comportement irrationnel. L'extirpation du démon de leur corps, prônée par le pasteur, fait perdre aussi du temps à ces patients. Il est classique de voir ces malades arrivés au stade évolué de la maladie où la prise en charge du patient devient extrêmement difficile. Dans mon exercice de l'art de guérir au Congo, mes assistants et moi-même sommes souvent face aux malades qui sont loin de réaliser la gravité de la maladie. Cette insouciance nous requiert à l'avantage de voir des malades moins stressés quelquefois désabusés. En Afrique noire, surtout au centre du continent, toute maladie ou tout décès est rattaché au mauvais sort jeté, donc à la sorcellerie.

Combien de fois ne suis-je pas intervenu pour séparer des grandes bagarres opposant les familles en lien avec le père du malade d'une part, et celles en lien avec la maman d'autre part. Ces pugilats hélas se poursuivent au quartier. Il arrive que l'on déplore soit des blessés graves, soit des morts. Cette violence m'a souvent conduit à recevoir d'abord le malade seul, puis la maman aussi seule, puis le papa et enfin tous ensemble. Cela me permet de jauger le niveau de compréhension de la maladie et de dissiper des malentendus. Il arrive de réussir à établir une cohésion dans la perception de la maladie, élément fondateur pour l'acceptation du projet thérapeutique par le patient et les parents. La plus grande difficulté que nous rencontrons avant d'annoncer le projet thérapeutique personnalisé est le coût des examens et des traitements. Dans un environnement où il n'existe aucune sécurité sociale, il est très difficile de proposer un traitement le plus innovant possible en raison de son coût onéreux.

Il faut une gymnastique intellectuelle pour traiter ces malades qui ne comprennent pas que leurs médicaments sont aussi onéreux. Cet aspect grève souvent la régularité de la prise du traitement. Il n'est pas rare de voir certains malades disparaitre dans la nature après qu'ils ont demandé les prix des oncostatiques en pharmacie. Cette situation est courante dans la plupart des pays d'Afrique centrale. La disponibilité des médicaments devrait relever de la solidarité ; Il me semble que les programmes nationaux de lutte contre le cancer contribueront à rendre plus efficace la prise en charge des patients en mettant à la disposition des praticiens des molécules, tel le cas pour la prise en charge du VIH au Congo.

L'annonce d'un cancer est, en définitive, un moment de basculement et de démarrage de la relation soignant-soigné.

Malgré plusieurs carences observées pendant l'annonce d'une mauvaise nouvelle au patient par le soignant, il demeure encore quelques insuffisances dans la communication. Si la plupart des malades interrogés bénéficient d'une consultation en bonne et due forme, nombreux d'entre eux rapportent des annonces chaotiques faites au téléphone ou entre deux portes. Il est donc impératif d'agir sur plusieurs leviers :

- Premièrement : il convient d'améliorer la formation des professionnels de santé ;
- Deuxièmement : il faut renforcer le partage d'information, compte tenu de la multiplicité des intervenants impliqués dans le dispositif du soin ;
- Troisièmement : il faut prévoir des protocoles spécifiques à d'autres moments délicats du parcours tels que la rechute ou la progression de la maladie, qui sont autant de séismes supplémentaires dans le parcours de soins.

L'annonce du diagnostic d'un cancer est toujours un choc pour celui qui le reçoit. L'angoisse, les craintes, les questions qui se bousculent dans la tête. L'accompagnement est primordial et le soutien de l'entourage et des professionnels de santé est essentiel.

L'annonce du diagnostic du cancer est un moment charnière, à la fois redouté par le médecin et redoutable pour le malade. C'est un acte médical, humain et éthique majeur, qui demande une grande délicatesse, de l'écoute, et un cadre adapté.

Chapitre 5

Le vécu du cancer par les soignants

L'annonce du cancer au malade par le soignant, en l'occurrence le médecin, est un moment délicat, car il met en relief non seulement la détresse, mais aussi souvent la fragilité de ce dernier. Le vœu du malade est d'être pris en charge comme un sujet à part entière. Il veut être respecté et avoir l'information la plus complète possible lorsque l'on a affaire à quelqu'un de suffisamment instruit. Il attend de son oncologue qu'il lui communique les nouvelles en des termes clairs, simples et compréhensibles, le tout assorti d'un projet thérapeutique.

L'annonce de la mauvaise nouvelle doit être claire, mais il est important de porter à la connaissance du malade, les solutions dont dispose la médecine aujourd'hui. Il est indispensable, lors du passage d'un traitement cancérologique à un traitement de soutien, de proposer au patient de poursuivre l'accompagnement, les soins, le suivi médical. Il a besoin de savoir qu'il ne sera jamais abandonné pendant tout le parcours du soin, car l'abandon représente l'une des plus importantes sources d'angoisse ressenties par le patient en cas de changement d'objectif thérapeutique.

Annoncer une mauvaise nouvelle au patient peut engendrer des sentiments de malaise, d'appréhension, d'inquiétude et d'insécurité chez le médecin. Il n'est pas rare que devant une progression de la maladie de son patient, que le médecin vive cela comme un échec personnel. Combien de fois n'ai-je pas vu mes assistants perturbés lors de la découverte des métastases chez des malades en rémission depuis plus de 5 ans.

Devant une évolution défavorable de la maladie, le soignant peut être amené à adopter une attitude évasive, cherchant ainsi à repousser la date de la consultation. Il n'est pas rare que le médecin se sente désarmé et mal à l'aise face à certaines émoyions du patient tels que le désespoir, les pleurs ou l'agressivité. Ce sentiment d'inconfort représente un obstacle à l'égard d'une communication réussie avec le malade. Il s'agit d'un moment délicat, car l'oncologue ressentira sa position comme d'autant plus embarrassante, qu'il se verra contraint d'aborder le sujet d'une pathologie potentiellement mortelle avec le malade. Comme l'a si bien dit un oncologue anonyme, « la confrontation avec des émotions désagréables, renverra le médecin à son propre vécu, à sa fragilité personnelle et à sa propre angoisse de la mort, cette dernière étant présente de manière inconsciente chez tout être humain, même en situation de bonne santé. Le médecin doit donc être conscient de ses propres difficultés, reconnaitre ses limites, et apprendre à gérer. L'empathie du soignant est par expérience le meilleur moyen de maitriser les moments d'intense émotion ».

La manière qu'utilise le médecin pour annoncer le cancer au patient peut considérablement influencer les réactions du malade. La manière d'être du médecin, son empathie, sa capacité d'écoute détermineront le climat dans lequel se fera l'entretien. Ces paramètres pèseront sur la qualité de la prise en charge thérapeutique.

Le premier entretien avec le malade est un instant décisif pour la suite, car il va instaurer ou rompre la confiance et par conséquent influencer la relation future.

L'oncologue a le devoir de bien préparer chaque rencontre avec son patient. L'information qu'il doit donner à son malade doit reposer sur les aspects essentiels à la compréhension de son problème. Il faut s'abstenir de donner des réponses erronées au patient, surtout quand celui-ci a fait une revue de la lecture pour se documenter sur l'état de la maladie.

Pour le bien du malade, je pense que le premier contact avec le patient doit se faire avec le spécialiste qui trouvera des mots pour que, malgré la gravité du moment, le malade comprenne et adhère au projet thérapeutique.

En Afrique, l'univers du soin en cancérologie s'affirme comme un haut lieu émotionnel compte tenu de la gravité des maladies qui y sont traitées, comme le dit si bien Fanny Soum-Pouyalet dans son article intitulé : *Le risque émotionnel en cancérologie.* Problématiques de la communication dans les rapports entre soignants et soignés, je cite : les processus de rationalisation de la maladie par les patients sont en effet influencés par les représentations collectives du cancer qui n'intègrent pas les progrès thérapeutiques et assimilent toutes les formes de cancer à la mort. Cette complexité émotionnelle donne lieu à des discours aussi variés les uns que les autres des soignants face à la problématique des cancers. La gestion des cancers dans des pays d'Afrique noire fait face à plusieurs écueils :

- Manque de structure d'accueil et de prise en charge de malades porteurs de cancers. Le service de cancérologie médicale du Chu de Brazzaville est la première structure en Afrique noire à prendre en charge de façon holistique les malades. La fermeture des portes du service de radiothérapie, depuis bientôt 10 ans, rend actuellement difficile la prise en charge des patients. C'est l'occasion de rendre un vibrant hommage à notre maitre, le Professeur Gombé-Mbalawa, qui l'a créé en 1981. Depuis quelques années, d'autres structures de prise en charge ont vu le jour au Cameroun, au Gabon, au Sénégal, en Côte d'Ivoire, au Mali, au Burkina Faso et en République démocratique du Congo.

- Brazzaville est également le premier centre à avoir organisé la formation de la plupart des oncologues au sud du Sahara. Grace à cette coopération universitaire, le sud de l'Afrique compte aujourd'hui quelques oncologues bien que leur nombre soit encore faible. Nous avons bon espoir que, dans les années à venir, nous aurons un nombre assez conséquent pour prendre efficacement en charge les patients porteurs de cancers. Il faut saluer des efforts considérables qui ont été faits par le Gabon, la Côte d'Ivoire et le Cameroun pour avoir développé des formations qualifiantes en oncologie.

- Personnel infirmier très peu formé à la gestion du soin en cancérologie ; cela explique en grande partie ces comportements détestables que nous avons évoqués plus haut.

- La pauvreté des malades leur ôte toute chance de guérison dans la majorité des cas. Plus que jamais, il nous faut organiser la lutte contre le cancer pour rendre tous nos malades égaux devant leur prise en charge.

Les cancers sont gérés quasiment de la même façon dans la plupart des pays noirs africains démunis de véritables centres de prise en charge des cancers. Comment les soignants vivent-ils le cancer chez nous dans un environnement où les conditions de travail sont déplorables ? Pour répondre à cette question, nous avons reproduit les témoignages des soignants d'un hôpital d'Afrique de l'Ouest à l'issue d'une étude portant sur le comportement des soignants, étude réalisée par Y Jaffré et JP Oliver de Serdan. Ces auteurs ont noté une forte distance sociale entre soignants et soignés, un accueil déplorable des malades, une importante rétention d'informations, de nombreuses négligences dans la qualité des soins fournis, un racket quotidien, ainsi qu'une violence verbale, voire physique. Ces faits rapportés par ces auteurs sont, hélas, ce que nous observons dans la plupart des hôpitaux au sud du Sahara. Cette étude, loin de désavouer radicalement les professionnels de santé que nous sommes, a proposé, après avoir recueilli quelques témoignages des soignants, des pistes pour comprendre et modifier ces relations.

Ces auteurs se sont intéressés aux difficultés des soignants, résultant des conditions de travail, et de la proximité avec la maladie, la douleur et la mort. Le facteur économique affecte considérablement le rapport émotionnel au corps malade et permet de comprendre les répercussions de ces difficultés émotionnelles dans le travail. Le soignant apparait comme un acteur clé le plus proche des malades. Il va devoir gérer les situations émotionnelles selon sa propre sensibilité, mais aussi selon les normes et les contraintes institutionnelles. Pour mieux scruter l'état des lieux des difficultés émotionnelles des soignants dans ce contexte hospitalier, les auteurs ont procédé au recueil de quelques témoignages auprès des soignants :

Un professeur : « Tous les jours, je n'arrête pas de me dire quand je fais le bilan de ma journée : mais qu'est-ce que j'ai foutu ? C'est un quotidien pour moi. »

Un interne : « Il y a vraiment un problème de moyens. Pour la cytoponction, il faudrait un local où il y a beaucoup d'asepsie, mais quand tu vois l'entretien des salles… On n'a pas de local, ce sont les internes qui font les cytoponctions sur leurs lits de garde. Le plateau que je possède avec l'alcool, je suis obligé de prendre la pancarte de température des malades et m'en servir pour déposer les lames, puis utiliser une chaise comme support ».

Un professeur : « Ce sont des situations que l'on vit, et que l'on ne souhaite à personne. On est obligé de mélanger des maladies cancéreuses avec des maladies infectieuses pour des raisons de disponibilité de lits et pour des raisons financières ».

Un Interne : « C'est dur de voir ces personnes souffrir et mourir, faute de moyens, parce qu'on est impuissant devant un problème qu'on peut résoudre. Tant d'années d'études pour ne pas soigner. On soigne ce qu'on peut soigner, c'est-à-dire relativement peu de choses. On peut se mettre en colère, mais contre qui ?»

Un interne:« Il y a des examens systématiques qu'on ne peut plus faire. On fait avec des moyens de bord. On donne un bulletin, puis les parents vont en ville chercher un flacon ; ils reviennent faire le prélèvement, puis on attend un jour, deux jours avant que nous ayons les résultats et cela laisse les malades trainer dans les services sans soin. On ne peut pas faire autrement. On attend les résultats qui ne viennent toujours pas, donc aucune prise en charge.

Tu n'as rien à dire au patient, sauf lui dire que nous attendons toujours les résultats et le malade à l'impression que l'on ne peut rien faire pour lui. Il se décourage et veut rentrer chez lui. C'est frustrant. Finalement ici, tu n'apprends que le fait que tu es impuissant dans la plupart des cas.

Un infirmier major : « Cela me démoralise quand je vois ces femmes qui arrivent avec des métastases osseuses. Je pose la question à la famille : pourquoi prendre autant de temps avant de venir à l'hôpital ? Ils disent qu'au début ils ont pensé à un mauvais sort. Ils sont d'abord passés chez le tradipraticien qui les a rassurés en disant que le mauvais sort allait être conjuré. Beaucoup de femmes meurent en brousse sans savoir leur diagnostic. Finalement, on les traite par le fer chaud et c'est le forgeron qui s'en occupe. »

Un médecin : « Les malades arrivent après avoir épuisé complètement leurs ressources, car ils ont investi ailleurs, ils n'ont plus assez de ressources pour les différents examens, afin que le diagnostic soit établi. »

Un interne : « On n'informe pas vraiment sur le diagnostic. Il y a beaucoup de malades qui nous quittent pour aller vers les guérisseurs. Cela est fréquent chez des patients qui ont des tumeurs du tube digestif où l'on pense que le malade a été empoisonné. C'est dramatique, car ils sortent, ils vont voir le guérisseur qui leur donne plein de décoctions, mauvaises pour le foie. Ils reviennent à chaque fois à un stade plus avancé et très souvent irréversible de la maladie. »

Un interne : « Lorsque le malade meurt, le regard de la famille peut être accusateur, on n'a pas dit la vérité, on n'a pas fait ce qu'on aurait dû faire, alors qu'ils ont payé pour un traitement. Ce qui est difficile, c'est de devoir trancher et décider l'abstention thérapeutique plutôt que s'investir si on sait pertinemment que le traitement n'apportera rien et que les gens n'ont pas les moyens. »

Un interne : « Une femme est arrivée avec un cancer au stade 4. On ne pouvait rien faire pour elle. Son mari n'avait pas d'argent du tout. Tout ce qui lui restait ne pouvait pas suffire à acheter des antalgiques. Le mari s'est vu dans l'obligation de ramener son épouse dans sa famille. Cela m'a tellement affecté. »

Un interne : « Ce monsieur me parlait de sa famille, de sa jeunesse ; cela crée des liens. Nous venions tous les deux de la même région. Je m'étais lié d'amitié avec lui. Son décès m'a tellement bouleversé. »

Un infirmier « Un malade qui a un cancer à un stade avancé, je m'attends à ce qu'il décède. Je suis déjà préparé et ma relation n'est pas la même. »

Un interne : « Je ne sais même plus quoi dire à la famille. J'évite leur regard. On culpabilise beaucoup à la fin, car ils ont tous leurs espoirs en nous et toi, tu sais que tu ne peux rien faire. »

Un infirmier : « La petite n'est pas dans le lit 3 ; ces moments de souffrance, il est arrivé que personne ne veuille l'approcher. La souffrance, c'est dur à regarder si bien qu'à la fin, tu préfères ne pas voir. »

Un infirmier major : « Il y avait ce vieux marabout de 70 ans avec un cancer du tube digestif. Il était grand-père. Voir ce vieux se mettre à crier devant ses petits-enfants, ce n'était pas facile. Il ne fallait pas voir ça. Il se lamentait en disant à chaque fois que je vais mourir, je vais mourir, j'ai mal, j'ai mal. Ça m'a fait poser beaucoup de question. Je me disais que moi-même, je vais peut-être finir comme ça. J'ai peur de la douleur et quand je vois quelqu'un souffrir, j'ai l'impression que je vais avoir le même mal que lui. »

Un infirmier major : « Ce jour où cette fille a perdu son père, c'était le désespoir dans tout le service. J'ai eu des infirmières qui sont tombées malades à cause des propos de désespoir qu'elle a eu à dire ; ce n'est pas facile à supporter. »

Un interne : « C'est vraiment douloureux au début. Je me disais toujours que lorsqu'un malade meurt, c'est comme si tu avais un deuil dans ta propre famille tous les jours. »

Un médecin : « Il y a des jours où nous-mêmes, on essaie de ne pas trop réfléchir, on fait notre boulot et c'est tout. Sinon, c'est la déprime continuelle et on risque de tout laisser tomber. »

Un interne : « Mon rapport a changé. C'est sûr. J'ai décidé de ne plus m'attacher au malade. Je viens, je le vois, je l'écoute, mais je ne m'y attache plus, sinon, c'est toujours un deuil. J'ai développé une sorte de réaction de défense. »

Un professeur : « Ma conception n'est pas de cibler que les pathologies curables, mais permettre l'accès de tout le monde à un standard et cela à tous les niveaux. Cela veut dire du paludisme banal au cancer du sein qu'on ne peut plus guérir. A ce moment, c'est l'assistance selon un standard donné. Il est alors tout à fait concevable qu'on arrive à un stade où il faut mettre une structure d'accompagnement. Est-il éthique de laisser un malade souffrir de son cancer ? »

Un interne : « Ce genre de douleurs, les antalgiques ne peuvent les calmer, il faut d'autres éventualités dont on ne dispose pas comme la radiothérapie. On dit aux parents qu'il faut envoyer le malade au Maroc ou en France, s'ils le peuvent, parce qu'on ne peut rien faire ici. »

Ces témoignages recueillis auprès des soignants d'un hôpital au cœur de l'Afrique me ramènent à ce que je vois un peu partout, lors de mes différentes conférences à travers le continent. Quel que soit le pays en Afrique noire, on retrouve toujours cette misère qui impacte les émotions des soignants et, de ce fait, leur travail.

Comment nos gouvernants ne peuvent-ils pas au XXIème siècle offrir des infrastructures de qualité pour permettre non seulement un accueil digne des malades, mais surtout de les soigner. Néanmoins, il faut saluer certains pays d'Afrique noire qui investissent dans le soin dans leur pays.

Le cancer est une pathologie qui détruit émotionnellement le patient ; celui-ci a besoin de toute l'attention du soignant, de son oreille et surtout de son empathie. Cependant, lorsque l'on prend en charge ces malades porteurs de cancer, il faut subtilement créer une petite distance pour ne pas faire de son malade un ami. Pendant ma spécialisation en Belgique, un de mes patrons m'avait appris comment ne pas tomber dans le piège d'une amitié avec certains malades très attachants, car cette amitié *in fine* pouvait me perdre. Au départ, je prenais ses conseils pour un manque d'humanité. Finalement, c'est lui qui avait raison.

Dans la relation complexe entre les soignants et les soignés, le temps de l'interaction en fonction de la pathologie joue un rôle central. En effet, la maladie influence la durée de la rencontre et modifie aussi la forme de celle-ci. Parmi les différents témoignages, on a vu comment certains soignants auraient préféré ne plus aller voir certains malades, tellement ils avaient mal en les voyant souffrir. Quelques soignants ont évoqué le deuil dont il fallait se séparer lorsqu'ils se liaient d'amitié avec des malades.

Il n'est pas facile, en Afrique noire, de réparer la vie cabossée des patients porteurs de cancer.

Il nous manque de tout. Il est très difficile de conduire une mise au point comme cela est exigé aujourd'hui dans les différents référentiels. Nos diagnostics sont le plus souvent approximatifs, en raison de la faiblesse de nos différents plateaux techniques. De plus, lorsque le diagnostic est établi, il est aléatoire de conduire un traitement jusqu'au bout, car la plupart des malades, qui paient leurs soins de leurs poches, sont souvent désargentés. Comme l'a dit un des soignants de cet hôpital, est-il éthique de laisser les malades mourir, parce qu'ils ne peuvent pas accéder au traitement ? Il y a nécessité de mettre en place un véritable programme de lutte contre le cancer dans nos pays respectifs, ce pour nous rendre tous égaux devant le soin.

Le vécu des soignants face aux malades porteurs de cancer est riche en enseignements humains, professionnels, émotionnels et éthiques. Il révèle les profondeurs du lien soignant-soigné, les limites de la technique, mais aussi les ressources cachées de compassion, de résilience et parfois d'épuisement.

Le vécu des soignants face aux malades porteurs de cancer est une épreuve intérieure, mais aussi une source de croissance et de profondeur. Il révèle la dimension la plus noble du soin : être avec l'autre dans sa vulnérabilité.

Chapitre 6

L'accompagnement des patients par les proches

L'annonce du cancer au patient est un moment extrêmement douloureux. Si le cancer est une épreuve pour le malade, il l'est aussi pour sa famille et pour tous ceux qui l'entourent. Cette maladie affecte profondément les proches du malade. Il n'est pas rare que ce soit un proche d'un patient qui ait pris l'initiative d'envoyer ce dernier à la consultation pour la première fois, alors que lui-même n'en voyait pas l'utilité ou craignait de consulter. Les relations entre le malade et sa famille peuvent être perturbées par la découverte d'un cancer. Il est souvent fréquent que l'annonce du cancer soit faite devant le conjoint. C'est un moment pénible aussi bien pour le malade que pour le proche.

Le cancer entraine de nombreuses injonctions et véhicule des idées reçues. Oui, guérir d'un cancer est un long combat. Il faut s'armer moralement avant de commencer la lutte. Lors d'un cancer, le proche va passer par des états psychologiques compliqués et vivre des émotions négatives qu'il ne maitrise pas. L'entrée par effraction du cancer et la lourde prise en charge médicale que cette maladie nécessite vont déstabiliser les proches. Comme le malade est bouleversé, quelquefois effondré, angoissé, mutique et agressif, face à cette situation et, cherchant à bien faire, les proches ne savent pas toujours comment s'y prendre. D'aucuns auront tendance à materner le patient, occasionnant parfois l'agacement du malade ; d'autres paraitront maladroits, indifférents ou même solliciteront encore plus d'effort de la part du patient, incapables d'intégrer la nouvelle donne et la gravité de la maladie, trop angoissante pour eux. Il arrive que les proches se sentent impuissants et créent la distance vis-à-vis du malade. Ce moment de vérité pour le patient lui permet de découvrir qui est qui pour lui. Le patient est quelquefois partagé entre le désir de protéger ses proches et le ressentiment à leur égard du fait de ne pas les voir réagir comme il l'aurait souhaité.

Au début de la maladie, le soutien psychologique est un atout important que le malade puisse se battre dans des meilleures conditions contre la maladie. Cependant, le plus souvent, les proches sont angoissés par la maladie et l'efficacité des traitements. Ils se culpabilisent en pensant qu'ils ne réagissent pas assez comme ils l'auraient souhaité. Les proches sont souvent épuisés et doivent fournir beaucoup d'effort pour maintenir l'accompagnement du malade.

Etant parfois impuissants face à la maladie, à la douleur et aux effets secondaires générés par des traitements, il n'est pas rare que les proches cultivent le sentiment d'isolement et d'abandon, le malade étant absorbé par le milieu médical et les soins.

Le cancer peut déstructurer un couple, au demeurant harmonieux, avant que le tonnerre ne gronde dans un ciel serein. Nombreux sont des couples qui rencontrent d'énormes difficultés à surmonter l'épreuve de la maladie.

Le cancer peut contribuer à solidifier les liens ou, à l'inverse, à les distendre. Accompagner quelqu'un, « c'est marcher à ses côtés en le laissant libre de choisir son chemin et le rythme de ses pas » (P. Verspiren).

Vivre avec un cancer est une épreuve cruelle pour le couple. Tout se bouscule dans la tête des conjoints. On assiste à une redistribution des rôles. On renonce ou on réévalue les projets communs. Comment l'un va vivre demain sans l'autre, On cesse de se poser des questions ; « comment vais-je assumer financièrement la gestion de la maison et des enfants seul (e) ; la sexualité est mise à l'épreuve, car on a le sentiment de vite épuiser l'autre pendant les rapports sexuels, encore faudrait-il que l'envie y soit encore. Les projets de maternité sont souvent abandonnés. En fait, le cancer révèle le plus souvent des difficultés de couple qu'il ne les crée.

Doit-on informer les enfants du diagnostic de cancer que porte l'un de leurs parents ?

Cette question nous est souvent posée, car le malade veut protéger ses enfants du crabe qui est en train de le détruire. Sans hésitation, nous disons oui, car quel que soit l'âge de l'enfant, il est lui aussi concerné. En voulant cacher la vérité à l'enfant, vérité qu'il découvrira tout de même, on ne le protège pas ; bien au contraire, en interceptant des conversations, devant l'absence des adultes à la maison, préoccupés ou bouleversés, l'enfant sait que quelque chose de grave se passe dans son environnement. Cette situation va l'angoisser, s'imaginant pire que la réalité. Pour les enfants en bas âge, cette situation risque de perturber leur scolarité. L'enfant va se sentir isolé. Il va présenter des troubles alimentaires et de sommeil. Tout cela se soldera par un sentiment d'exclusion ou, pire, de trahison quand il saura ce qui se passe. Il est donc préférable de donner l'information à l'enfant de façon adaptée et rester disponible pour en parler. Savoir s'il existe des traitements efficaces, connaitre l'organisation des soins et venir à l'hôpital, s'il le souhaite, l'aideront à surmonter l'épreuve avec moins d'angoisse et de culpabilité. La présence d'un enfant aux côtés d'un parent malade peut renforcer l'abnégation de celui-ci à se battre davantage contre son cancer.

Plus que jamais, les proches doivent être à l'écoute du malade. Il est important de dire au malade combien il est important pour sa famille. Cela témoigne de la reconnaissance dont il a besoin.

Il est judicieux de se taire lorsque le patient prend la parole, surtout éviter de répondre lorsqu'il est en plein questionnement. Il n'est pas toujours utile de répondre et surtout éviter de le comparer à telle ou telle personne.

L'empathie est une arme essentielle. Cela permet d'identifier ce que vit l'autre. Cependant, il faut sortir des pièges de l'empathie, car très facilement, on peut glisser dans l'affectivité. Il ne faut pas chercher à se mettre à la place du malade, car le risque de confondre ses propres ressentis avec ceux du patient est élevé.

L'empathie doit être comprise comme étant une forme de compréhension qui correspond à la capacité de percevoir et de comprendre les sentiments d'autrui. La famille doit se sentir suffisamment proche tout en se sentant utile.

Il se développe souvent du côté des proches, un sentiment d'ambivalence ; on peut penser, vouloir, ressentir une chose et son contraire. Les pensées des proches oscillent souvent entre la vie et la mort.

Combien de fois à ma consultation n'ai-je pas entendu de la part d'un proche : « j'aurais dû être plus attentif quand il ou elle a commencé à avoir les premiers symptômes ». Ce sentiment de culpabilité est un poids pour les proches.

Mon équipe soignante à Brazzaville a développé la culture de l'écoute des malades, comme des proches. Nous nous efforçons de ne pas rassurer trop vite, car cela peut prêter à plusieurs interprétations, tant du côté du malade que de celui des proches. Les soignants en oncologie doivent cultiver l'humilité en se départissant d'être détenteurs de la science infuse, car cela risque de les conduire à vouloir trouver trop vite des solutions.

Pendant les traitements, la maladie prend toute sa réalité. Les impacts physiques du cancer sont visibles et la dénégation de la maladie n'est plus de mise. Le proche va alterner entre des phases d'abattement, d'apathie et de tristesse : l'angoisse, la peur et la dépression sont un vrai risque L'état psychologique du proche sera tributaire de l'état physique du malade et des résultats thérapeutiques en cours.

Lorsque les traitements ont montré leur efficacité et le malade déclaré comme guéri, les proches du malade considèrent qu'il s'agit d'organiser un retour à la normale, même si, pour le malade, ce n'est pas aussi simple, car malgré la guérison, il peut encore persister quelques séquelles physiques qui s'estomperont avec le temps.

Par ailleurs, si la maladie s'avère incurable, le proche va gérer ce verdict comme il le peut : chez certaines personnes, cela se traduit par une volonté de profiter au maximum du temps qu'il leur reste ; chez d'autres, c'est au contraire un repli sur soi qu'on observe.

En Afrique noire, pour faire face au coût élevé des traitements anticancéreux, les malades s'appuient sur la participation financière de la famille, car aucune institution ne prend en charge gracieusement cette pathologie. Il faut donc financer son traitement soi-même.

Les familles dont les liens s'appuient sur l'amour, la confiance, le ressourcement et l'ouverture sont les mieux placées pour accompagner les malades porteurs de cancer. Au Congo-Brazzaville, les contraintes financières et sociales liées à l'accès aux médicaments anticancéreux conduisent quasiment tous les patients à solliciter l'aide des familles. De plus, la prise du traitement va générer des réaménagements impliquant l'entourage. Le recours à la famille pour un traitement onéreux dans un contexte de précarité concernant une maladie chargée de représentations péjoratives n'est pas sans conséquences.

La solidarité, comprise comme soutien à la fois matériel et moral aux personnes concernées, suppose un lien entre des personnes ayant des intérêts communs, des rapports familiaux ou un sentiment d'appartenance collective.

Nos sociétés traditionnelles sont reconnues pour leur solidarité communautaire. Malheureusement, il arrive que cette solidarité soit quelquefois mise à l'épreuve pour des raisons économiques.

Les familles africaines ont-elles encore les moyens d'être solidaires ? Le processus d'individualisation, actuellement en Afrique, a tendance à saper la solidarité. Dans le domaine de la santé, la relation de solidarité s'instaure lorsque la famille prend conscience qu'un des membres doit faire face à une altération de son état de santé, dont la prise en charge nécessite un investissement collectif. Invoquer la maladie est un moyen *a priori* légitime pour solliciter l'aide familiale. Il faut pour cela que le malade soit reconnu comme tel.

Toute l'importance du rôle des parents et de leurs représentants dans la reconnaissance du mal, dans la mise en place d'un itinéraire de soins et dans la réalisation du traitement a été décrite par Janzen qui qualifie les proches de groupe organisateur de la thérapie.

Traditionnellement au Congo, la famille élargie est valorisée. Cependant, depuis quelques années, ces valeurs battent de l'aile sous l'effet de la nucléarisation des ménages et de la pauvreté. L'annonce d'une maladie grave est une condition de l'obtention d'un soutien pour le traitement. Or, le partage de l'information est évité si possible ou sélectif en cas de nécessité et vécu comme une contrainte par crainte de la stigmatisation ou de l'intrusion de la famille dans l'intimité du malade (Sow K).

La solidarité africaine aide le patient le plus souvent à ne pas être isolé. Au Congo-Brazzaville, il n'est pas rare de croiser dans les hôpitaux en dehors des heures de visite beaucoup de monde autour des malades. Cette présence est de règle dans les hôpitaux aussi bien publics que privés.

Au tout début de ma carrière, j'ai connu un acte de solidarité très fort posé par l'oncle d'un de mes jeunes malades. Celui-ci était porteur d'un ostéosarcome, une forme des cancers des os que nous arrivons à guérir de plus en plus aujourd'hui grâce aux avancées thérapeutiques observées dans ce domaine. L'oncle de ce jeune malade avait été accusé d'avoir jeté un mauvais sort sur son neveu ; ce genre d'accusation est un fait relativement fréquent en Afrique noire. Il fut contraint par la famille du malade de trouver une solution à la maladie dont souffrait son neveu. Pour essayer d'y parvenir, il vendit sa maison et se retrouva locataire, alors qu'il avait une famille nombreuse à gérer. Malheureusement, son neveu mourut 6 mois, après le début du traitement, des complications de celui-ci. Ce cas est un bel exemple de solidarité, même s'il a laissé sur le carreau toute une famille désemparée.

En 40 ans d'exercice de la cancérologie, combien de fois n'ai-je pas vu les malades abandonnés par les familles. Plusieurs raisons peuvent l'expliquer : la maladie est incurable et souvent le patient présente une déchéance physique qui apeure la famille qui préfère garder une image positive du malade. Les difficultés financières occasionnées par les bilans pré-thérapeutiques et les traitements peuvent aussi expliquer l'abandon des malades.

Un malade abandonné à lui-même dans un service d'oncologie en Afrique devient un fardeau pour les soignants et surtout pour le chef de service qui se voit contraint, par humanité, de trouver quelques ressources pour aider ce malade en fin de vie.

Il n'y a rien de plus difficile que de voir un malade, qui a pourtant de la famille, décéder seul. Quel que soit le caractère que pourrait avoir le soignant, ce moment où le malade tire sa révérence, dans la solitude qui n'a pas de nom, est le moment le plus inhumain qu'un être humain puisse vivre. Aussi paradoxal que cela puisse être, certaines familles qui ont abandonné leur malade restent à l'affut de l'information concernant le malade. Dès qu'elles apprennent le décès du malade, ils réapparaissent sans gêne aucune. Ils n'ont aucune justification à faire à propos de leur comportement. Le décès du malade au Congo est devenu l'un des moyens pour certains membres véreux de la famille pour se faire des sous. En effet, ceux-ci vont utiliser tous les stratagèmes pour récolter les sous qui serviront à organiser les obsèques, alors que du vivant du malade l'argent a manqué. Il est plus facile en Afrique d'enterrer un cadavre que de soigner un malade aujourd'hui.

L'accompagnement des personnes concerne la vie et les vivants. Accompagner, c'est témoigner de notre écoute et de notre disponibilité. Enfin, accompagner, c'est réfléchir à nos limites, à notre impuissance, à nos renoncements aux certitudes, aux fuites dans l'agir et enfin à notre propre fragilité.

Les proches qui accompagnent les malades atteints de cancer vivent une expérience aussi éprouvante que profonde. Ils ne sont pas malades biologiquement, mais ils deviennent « malades par ricochet », affectés dans leur corps, leur cœur, leur emploi du temps, leurs projets, leur équilibre.

« Le cancer ne frappe jamais une seule personne. Il traverse les corps, les familles, les silences. Celui qui veille au chevet souffre aussi, souvent en silence, souvent sans qu'on le voie ».

Chapitre 7

Plaidoyer pour l'approche dans l'offre de soins en cancérologie au Congo

Avant tout propos, nous tenons à remercier le Professeur Jean Bernard Nkoua-Mbon de nous avoir associé à la rédaction de cet ouvrage.

Notre contribution dans une telle œuvre réflexive et scientifique est le fruit de nos différents foyers d'expérience tant aussi bien dans le champ clinique en France et à l'étranger, de nos enseignements que de nos recherches. Il s'agit ici de l'apport d'un enseignant chercheur et praticien qui œuvre depuis plusieurs années dans le champ de la santé mentale certes, mais qui prend également en charge des patients atteints de cancer et d'autres comorbidités. Il s'agit également d'un citoyen qui est imprégné des réalités de son pays d'origine, le Congo-Brazzaville, pays auquel nous devons tout et auquel nous devons rendre à juste titre ce qu'il nous a donné.

Aborder le sujet relatif au cancer sous la forme d'un véritable « plaidoyer pour une approche psychologique » relève d'une gageure. Du fait qu'il s'agit d'une problématique plurielle qui questionne plusieurs aspects, le cancer constitue un véritable enjeu de santé publique. En l'examinant sous le prisme de la psychologie qui est notre domaine de prédilection, nous prenons le parti de livrer une démarche scientifique instructive. Celle-ci consiste à analyser les réalités cliniques de la maladie, de la mort, les déterminismes psychologiques mobilisés lors de la relation soignant-soigné, ainsi que les modalités subjectives des différents recours thérapeutiques. La démarche que nous allons adopter s'articule autour de cinq points.

Le premier point concerne la définition de certains thèmes : psychologie, psychosomatique, psycho-oncologie, psychopathologie et psychologie interculturelle, et permet d'apporter des précisions sur les postures épistémologiques auxquelles nous nous référons.

Le deuxième point examine quelques incidences psychopathologiques liées à la pathologie du cancer, lesquelles apparaissent notamment lors de l'annonce de la maladie, les aménagements défensifs qui sont générés tout au long du parcours de soins et/ou des soins palliatifs.

Le troisième point va mettre en exergue, les différents éléments inconscients mobilisés lors de la relation soignant-soigné.

Le quatrième point porte l'intitulé « de l'approche universelle du cancer à l'approche relativiste de la maladie ». Il examine de quelle manière on passe de la représentation culturelle de la maladie à la trajectoire thérapeutique au Congo.

Enfin, le cinquième point va esquisser quelques pistes sur les thérapies psychologiques et en démontrer l'efficacité en matière de prise en charge des patients cancéreux.

I. Définitions et positionnements épistémologiques

Psychologie

En tant que discipline scientifique, la psychologie peut être définie comme l'étude du comportement des individus et de leurs processus mentaux (l'intelligence, le langage, la mémoire...). Elle recouvre des théories et des pratiques, des méthodes et des expériences (**Demont, 2009**).

Psychosomatique

Le terme psychosomatique vient du grec ancien où psyché signifie l'esprit et soma le corps. D'après la littérature, c'est en 1818 que ce mot fut utilisé pour la première fois par Heinroth avant que d'autres auteurs, psychanalystes et certains neurophysiologistes aient contribué à son expansion. L'on pourrait citer, dans cette liste qui n'est pas exhaustive, les auteurs tels que S. Freud, F. Deutsch, Groddeck, F. Alexander, Jackson, Cannon, Hess de l'école réflexologique russe. D'une manière prosaïque, ce terme désigne la manifestation du trouble psychique au niveau physique sans qu'une autre cause puisse être établie.

Dans cette perspective, le trouble organique exprime un conflit d'origine psychologique. Selon Bédache (2000) : « l'attitude psychosomatique correspond à une conception de la médecine. Plutôt que de considérer une médecine des organes, elle met l'accent sur une médecine générale de l'organisme, dans une approche holistique de l'individu malade ». Cette conception, héritière de l'école hippocratique de Cos, postule l'unité psychosomatique de l'homme qui peut être le siège des phénomènes morbides ; ceux-ci peuvent être étudiés de façon complémentaire sous l'angle psychologique ou sous l'angle physiologique. Dans cet esprit, on pourrait dire que tout malade est psychosomatique. Ceci nous rapproche du courant de recherches qui considère la médecine psychosomatique comme « une branche de la médecine qui concerne l'étude des phénomènes de l'esprit et leur signification dans l'apparition et le développement des maladies affectant le corps » (Von Uexkull 1966). Fort de cette idée, l'on s'intéresse à l'exploration de conflits psychiques à partir de l'étude de la personnalité du sujet. Ainsi, la présence de conflits psychiques devient à cet égard le critère déterminant permettant d'assigner à telle ou telle pathologie le statut d'une affection psychosomatique. En d'autres termes, pour pouvoir dire qu'une maladie est psychosomatique, il faut ressortir l'existence d'un conflit. En effet, on doit pouvoir établir la relation précise qui existe entre la situation conflictuelle du malade, sa maladie, et cela jusqu'à dans la forme même de cette maladie (Marty 1998).

Cette assertion corrobore à juste titre celle de Weiss et English (1952) : « la médecine psychosomatique n'accorde pas moins d'importance que la médecine générale aux facteurs organiques, mais elle en accorde plus aux facteurs psychiques, remettant ainsi en valeur un principe ancien, selon lequel l'esprit et le corps ne sont pas des éléments opposés, mais interdépendants ». Par ailleurs, un accent particulier doit être porté sur les troubles de l'image du corps.

A ce propos, Reich (2009) confirme cette thèse quand il affirme en substance que les troubles de l'image corporelle induits par le cancer et ses thérapeutiques mutilantes vont provoquer une blessure tant physique que narcissique chez les patients. Celle-ci est la conséquence directe d'une transformation de leur identité corporelle et psychologique. La mutilation corporelle symbolise toute la souffrance physique et psychique des patients et renvoie à diverses problématiques : deuil, castrations, réparation, image spéculaire, etc. Pour le personnel soignant, ces troubles renvoient à des phénomènes en miroir sous-tendus par des mécanismes de projection et d'identification. En conséquence, il serait nécessaire de prendre en charge ces troubles, afin d'améliorer la qualité de vie des patients.

Psycho-oncologie

La psycho-oncologie est une discipline récente qui remonte aux années quatre-vingts. Elle se particularise avant tout dans la prise en charge du sujet subissant les conséquences psychologiques en lien direct avec la découverte de la maladie, et tout le long de son évolution. Traduit de l'anglais « Psycho-Oncology », cette discipline est à l'interface de l'oncologie, de la psychiatrie et de la psychologie. Même si les psychologues cliniciens et les psychiatres sont particulièrement concernés au premier chef, du fait de la spécificité de leur prise en charge, il y a toutefois lieu de préciser que le champ de la psycho-oncologie est large et interdisciplinaire. Il concerne également d'autres professionnels comme les soignants et les travailleurs sociaux. L'apport de la psycho-oncologie peut se décliner autour de deux volets essentiels :

Le premier volet concerne la prise en compte chez les patients, les aidants naturels et professionnels des réactions psychologiques, comportementales et sociales dues à la maladie du cancer. Il peut s'agir de l'identification des signes de détresse, de vulnérabilité, d'angoisse et le repérage des mécanismes de défense tant du côté des patients, des soignants que de la famille.

Cette posture permet au praticien d'être également attentif à certains troubles psychiatriques : névrotiques, ou psychotiques, qui résulteraient du vécu de la maladie par le patient et son entourage. Ceci peut être également mis en perspective avec les antécédents familiaux dans l'univers social du patient et les données génétiques et neurobiologiques de celui-ci. Le second volet a trait à la pratique en elle-même. En effet, il s'agit d'une pratique clinique qui repose à la fois sur un support théorique bien précis et une méthodologie bien spécifique. Le tout correspondant à la formation du praticien et à son sens d'ouverture à d'autres approches innovantes.

Psychopathologie

D'un point de vue historique, la psychopathologie prend ses racines dans le champ médical, celui de la psychiatrie. Cette discipline a vu le jour au début du XIXème siècle, lorsque la folie est entrée dans le domaine médical, plus exactement lorsque la folie est devenue maladie mentale. Le mot « psychiatrie » (médecine de l'âme) ne s'imposera, en fait, qu'à la fin du XIXème siècle. Avant cela, on parlait encore de « Traité des maladies mentales » ou de « Traiter l'aliénation » (Pewzner, 1995). Le terme de « psychopathologie » s'offre à plusieurs définitions. Jalley (1998) considère la psychopathologie comme une réflexion théorique sur la clinique psychiatrique ou encore comme la théorie de la psychiatrie. Lantera-Laura (1994) la considère en termes de métalangage, dont la psychiatrie clinique et thérapeutique constitue le langage-objet. Trois occurrences sont ainsi mises en évidence par cet auteur. La première occurrence définit la psychopathologie comme la connaissance des maladies de l'âme et s'identifie à l'ensemble de la psychiatrie. La deuxième considère la psychopathologie comme la psychologie du pathologique, en d'autres termes comme la psychiatrie reconstruite à partir d'une psychologie supposée générale et alors affectée d'un indice de morbidité. Enfin, la troisième occurrence précise que si le terme « psychopathologie » renvoie à « la psychologie du pathologique », il peut aussi soit désigner la description globale de l'expérience vécue par le malade, soit la recherche d'un trouble fondamental chargé d'unifier la diversité symptomatique. Cette dernière occurrence fait ressortir la clinique de la démarche en psychopathologie Il s'agit de partir des faits observés : trait de personnalité, qualité de la relation au cours des entretiens en vue de procéder à d'éventuelles hypothèses étio-pathogéniques ; lesquelles peuvent être précédées par des évaluations cliniques, notamment les tests de personnalité qui font partie de l'armature de la clinique dite standardisée ou armée. Pour Pewzner, la spécificité de la psychopathologie repose entre autres sur l'interprétation ; interpréter, nous dit-elle, est la tâche essentielle et sans doute spécifique de la psychopathologie, c'est reconnaitre que loin d'être « insensés », les symptômes ont un sens. Ce sens ne peut être saisi qu'en référence à la personnalité entière du malade, à son histoire singulière, à ses attaches familiales et socioculturelles.

Psychologie interculturelle

D'un point de vue définitionnel, le préfixe « inter » extrait du terme « interculturel » traduit à la fois la disjonction et la liaison. Ainsi, la démarche interculturelle s'intéresse particulièrement au processus d'interaction entre les cultures.

L'interculturation est l'ensemble des processus psychiques, relationnels, groupaux, institutionnels, générés par les interactions dans un rapport d'échanges réciproques et dans une perspective de sauvegarde d'une relative identité culturelle des partenaires en relation (Clanet 1990). Elle est donc un point d'équilibre entre l'enculturation et l'acculturation. L'enculturation est un processus qui désigne tout ce qui est appris au cours d'une vie humaine, du fait de ce qui est disponible dans le milieu écologique, social et culturel (Dasen, 1993). A l'inverse de l'acculturation qui désigne un ensemble de phénomènes résultant d'un contact continu et direct entre groupes d'individus appartenant à différentes cultures, et aboutissant à des transformations affectant les modèles culturels et originaux des uns et des autres (Redfield, 1936). De ces éléments, on peut avancer la thèse selon laquelle la psychologie interculturelle fait partie des sous-disciplines de la psychologie qui étudient le rapport entre le psychisme dans ses différentes composantes et les univers culturels. Elle se préoccupe d'une manière générale du traitement (au sens heuristique et clinique) du rapport à l'autre, à la différence, à la confrontation interculturelle des valeurs, des codes, et des savoir-faire et être. Il s'agit également du traitement de sa propre subjectivité et de l'intersubjectivité. Surtout quand le professionnel est soumis à une dynamique de rencontres avec un patient dont l'univers culturel est diffèrent du sien. Il nous semble important de préciser qu'à l'intérieur de ce vaste champ, on retrouve principalement trois modules disciplinaires : la psychologie culturelle, la psychologie interculturelle comparative (the cross-cultural psychology) et la psychologie interculturelle au sens des contacts des cultures. Leurs variances concernent aussi bien les objectifs que les méthodologies qui leur sont spécifiques. Tout d'abord, la psychologie culturelle est considérée comme étant l'étude systématique des relations entre les contextes culturels du développement humain et les comportements qui s'actualisent progressivement dans le répertoire d'individus se développant dans une culture particulière (Berry, 1997).

Son objectif repose sur l'étude de la relation constitutive intime entre les structures socioculturelles et le développement individuel (Guérraoui, 2009). La démarche méthodologique est qualitative dans la mesure où elle est basée sur des études psycho-ethnologiques. On privilégie dès lors, dans cette orientation, l'approche émique en ce sens que celle-ci considère comme point cardinal les principes et les valeurs propres à un acteur donné dans une culture donnée (Massé, 1999).

A ce propos, Guérraoui parle d'une science idiographique dont le but ultime est de partir de descriptions des cas individuels pour cerner toute la complexité et l'individualité. Ensuite, la psychologie interculturelle comparative (the cross cultural psychology). Elle vise selon Guérraoui, trois objectifs : « étudier les variations interculturelles du comportement, éprouver les limites des théories de la psychologie générale, découvrir les universaux psychologiques (psychologie transculturelle) en vérifiant la validité universelle des théories et en cernant les lois causales et universelles du fonctionnement psychologique ».

En optant pour une démarche comparative, l'orientation méthodologique de la psychologie parait assez complexe d'autant qu'elle oscille entre d'une part l'approche émique, dans le sens où elle se préoccupe des réalités culturelles propres à chaque sujet, et d'autre part sur l'approche éthique qui tient compte des invariants culturels, c'est-à-dire de l'universel.

A l'inverse du premier module disciplinaire, la psychologie interculturelle comparative est une science nomothétique (Guérraoui), car avant d'élaborer des lois générales du comportement humain, elle procède au premier abord à rechercher les régularités tout comme les différences entre des comportements individuels. Enfin, quant à la psychologie interculturelle au sens des contacts des cultures, à l'instar des autres modules, elle s'est beaucoup inspirée de l'ethnopsychiatrie complémentariste tel qu'il a été conçu par Devereux (1977). Elle postule sur l'universalité du psychisme et de l'inconscient et la prise en compte des spécificités culturelles. Ce terme d'ethnopsychiatrie est souvent associé à celui d'ethnopsychanalyse. Il s'agit d'une psychanalyse qui s'intéresse tout particulièrement au lien entre le sujet et ses appartenances, ses filiations et ses affiliations. A cet égard, l'anthropologie clinique au sens de la compréhension efficiente de l'univers culturel du sujet souffrant contribue à l'amélioration de l'offre de soins. L'ethnopsychanalyse n'a donc pas un point de vue simpliste selon lequel une personne souffre à cause de sa culture sous entendue comme une réalité objective qui conditionne le comportement humain.

Au contraire, elle s'appuie sur une anthropologie qui reconstruit un contexte social de souffrance, décode des représentations spécifiques de la maladie et du désordre, analyse des systèmes d'alliance, des rapports humains.

Ici, la culture est conçue comme un ensemble riche, cohérent et dynamique de représentations, de récits, de métaphores et de symboles qui aident les patients à penser l'expérience qu'ils vivent puis leur donnent les moyens de la modifier (**Mestre, 1999**).

II. Incidences psychopathologiques du cancer : de l'annonce du diagnostic aux soins palliatifs

L'épreuve de l'annonce

D'une manière générale, la question de l'annonce d'une maladie est une épreuve difficile pour le soignant, mais surtout pour le patient et sa famille. Cette question constitue à plusieurs égards la matrice même de l'exercice médical, car il s'agit de communiquer une information qui aura une incidence notable sur le patient et son entourage. Etymologiquement, informer signifie « façonner », « mettre en forme », une matière brute. Ce n'est que progressivement qu'informare prend le sens d'instruire, d'éduquer, c'est-à-dire de donner une forme à l'esprit (**Marzano, 2006**).

« L'information médicale est en fait une information mutuelle » (**Malzac, Le Coz**, 2006). Informer le patient c'est sculpter la matière affective de celui-ci pour que s'établissent des représentations de sa maladie. Le soignant doit avoir la capacité d'ouvrir le dialogue et d'entendre ce que lui renvoie son patient et d'en tenir compte. Mais révéler toute l'ampleur de l'état de santé au malade ne signifie pas forcément tout lui dire de manière brute. Il faut en même temps tenir compte de l'état des dispositions psychiques du malade. Le praticien qui n'accompagne pas le malade dans cet échange d'informations et tout au long de la trajectoire de sa maladie prend le risque de rompre toute relation thérapeutique. De plus, ne pas accompagner le malade peut être interprété comme de l'abandon et de la négligence de la part du soignant. Il est donc important de sensibiliser l'équipe soignante à ce genre de problématique et pas uniquement les restreindre à des connaissances techniques. Le rôle du soignant ne se limite pas qu'à son aspect technique ou pratique se bornant à régler la question du somatique et à déléguer le reste à ses seconds (**Aîcha etal.1989**). Autant, il doit pouvoir informer et accompagner son patient, autant il doit se garder du pouvoir social que lui octroie sa fonction.

Michel Balint dans son ouvrage paru en 1957, *Le médecin, son malade et la maladie*, parle de la « fonction apostolique ». En effet, tout se passe comme si tout médecin possédait la connaissance révélée de ce que les patients sont en droit ou non d'espérer ; de ce qu'ils doivent pouvoir supporter, en outre comme s'il avait le devoir sacré de convertir les ignorants et tous les incroyants parmi ses patients.

Plusieurs paramètres interviennent lorsqu'il s'agit d'annoncer un diagnostic, on pourrait citer entre autres les aspects psychologiques, déontologiques et éthiques, et les aspects anthropologiques (qui font partie du 3ème point qui sera abordé ultérieurement).

Sur le plan psychologique, il faut noter tout ce qui se joue autour de la relation entre le soignant et le malade pouvant influencer le cours de la maladie dès l'instant de l'annonce ainsi que les réactions des familles et des proches tout au long du parcours de soin.

Sur le plan déontologique et éthique, le soignant est confronté à l'impérieuse obligation d'informer telle que le dispose en France la loi **Huriet** promulguée en 1988. L'obligation d'informer et d'obtenir le consentement des patients qui participent à des essais thérapeutiques a poussé les médecins à révéler les conditions thérapeutiques testées dans leurs recherches. Mais avant de poursuivre notre argumentation, il nous parait fort important de rappeler en des termes simples les significations que revêtent les notions de déontologie, d'éthique et de bioéthique.

En effet, d'une manière sommaire, on peut dire que la déontologie rassemble les éléments d'un discours sur les devoirs. Sur cette base, la déontologie médicale sert de guide aux médecins dans leurs pratiques quotidiennes au service du patient en se référant aux instances juridictionnelles de l'ordre des médecins.

En France, cet ordre a été créé par ordonnance du 26 septembre 1945, sa fonction est d'être un tiers entre les patients, les médecins et l'autorité politique et juridique. Quant au mot éthique, il est issu du terme grec *ethikes* qui signifie moral, *ethos*, mœurs. C'est donc l'étude de la moralité des conduites humaines. Enfin, la bioéthique venant du grec bios, vie, c'est la branche de l'éthique qui étudie les questions et les problèmes normaux qui peuvent apparaitre à l'occasion des pratiques médicales nouvelles impliquant la manipulation des êtres vivants. Le code de déontologie pose un certain nombre de principes sur :

- Le respect de la vie humaine, de la personne et sa dignité ;
- La moralité, la probité et le dévouement du médecin ;
- L'indépendance professionnelle.

En somme, l'éthique est une interrogation sur les actes et les abstentions, la morale gouverne les actes et les abstentions, la déontologie guide les actes et les abstentions, et on pourrait ajouter que le droit s'intéresse aux actes. Sur la base de ces principes, le soignant doit dire la vérité sur le diagnostic et le pronostic vital en lien avec la pathologie tout en ménageant le malade et respecter sa dignité.

Cette réalité interpelle entre autres les notions de relation de confiance partagée. Pour **Grégoire Moutel (2008),** la question de la confiance partagée est encore à l'œuvre dans le choix de la personne de confiance définie en France par la loi du 4 mars 2002.

Son devoir de témoignage implique en effet qu'elle se sente (et surtout se sache) responsable des informations du dossier médical que le malade a bien voulu lui confier. Mais de notre point de vue, cette notion de confiance partagée est difficilement partageable dans le contexte africain, on pourrait même dire dans des contextes africains où l'on a une forte implication du groupe familial, associatif et communautaire qui participent à l'itinéraire thérapeutique.

Au cœur de la question de confiance partagée se trouve la notion de vérité, c'est-à-dire la question de l'authenticité de la vérité autour de la pathologie.

Il s'agit de dire la vérité au malade. Cette notion fait l'objet de plusieurs acceptions. Certaines d'entre elles, plaident pour une vérité qui serait une illusion, et qu'elle n'existe que dans la relation. Pour d'autres, comme **Georges Canguilhem (1951**), il n'existe pas de vérités indépendantes des conditions de l'organisme. **Feuerbach (1843)** dans ses principes de la philosophie de l'avenir, stipule que l'universalisme réel ne peut être qu'intersubjectif, c'est-à-dire qu'il se construit dans et par la relation. Ce qui permet de mettre en évidence l'illusion de l'autonomie morale du sujet au même titre que le consentement libre et éclairé dépendant autant du niveau culturel que de sa soumission à l'influence sociale et de son état psychique du moment. A l'inverse de cet auteur, **Yannis Contantinèdès (2001**) prône une vérité extramorale qui sorte du « souverain bien » d'Aristote et ne bâtisse que dans la relation intersubjective.

Paul Ricoeur (2004) propose le terme de « pacte de soin » qui réhabilite la relation personnelle, la confiance dans la justice et la justesse clinique du soignant.

Dans cette continuité, **Michel Reich** (2007) rappelle les concepts de Carl Rogers, à savoir :

- L'acceptation positive inconditionnelle qui découle de l'écoute sans jugement intempestif ;
- L'authenticité qui repose sur une relation sincère où le mensonge doit être banni (pour celui qui en est conscient du moins) ;
- L'empathie qui consiste à tenter d'approcher le ressenti de l'autre sans pour autant fusionner avec lui. A ce niveau d'argumentation, le point de vue de **Philippe Guillou (2011)** nous parait également nécessaire lorsqu'il affirme que c'est le regard sur le malade qui est marqué par la vérité. Pour **Levinas (1936)**, ce regard est profondément humain, il est un échange de visage à visage et c'est ce qui donne toute la place à la reconnaissance de l'identité de l'un et de l'autre. Ce regard pourrons-nous en déduire transcende celui porté sur la maladie pour rester focaliser sur le malade en tant que sujet. Sujet parce qu'il demeure un être humain désirant et qui se veut désirer. Parce qu'il reste un être non monolithique au sens individualiste du terme, mais plutôt pluriel qui entretient des liens avec les autres.

La dimension nycthémérale de l'annonce

Selon Michel Reich (2007) si la temporalité de la maladie s'inscrit en termes de chronologie physiologique du patient et du stade de l'évolution de la maladie, le soignant ne peut faire abstraction d'une temporalité psychique lors du processus d'annonce. Nous rapportons ici les différents temps que décrit l'auteur :

- Le temps de la sidération de l'esprit faisant suite à l'annonce. Ainsi le patient n'entend plus rien de ce qui est dit durant le premier quart d'heure qui suit la révélation du diagnostic ;

- Le temps d'assimilation et d'intégration du discours médical avec la nécessité de pouvoir se représenter ce qui vient d'être dit et d'en prendre la pleine mesure ;
- Le temps de l'adaptation avec la nécessité de s'adapter aux diagnostics et aux échanges thérapeutiques ;
- Le temps du deuil avec la nécessité de pouvoir effectuer un travail de deuil de l'état antérieur et de procéder aux remaniements qui vont se produire au niveau du personnel, familial et professionnel. La temporalité psychique déclinée autour de ces différentes séquences va se heurter à la temporalité matérielle constituée par la durée de la consultation éminemment variable selon le temps que le praticien pourra accorder à son malade.

En France, les guides de bonnes pratiques médicales chiffrent la durée idéale d'une consultation d'annonce à trente minutes en sachant qu'elle varie entre trente-quatre minutes à soixante-dix minutes, selon une étude de 2004 ayant concerné 58 établissements impliqués dans le dispositif d'annonce. Certains médecins peuvent y ajouter une temporalité administrative faisant la part belle à une rentabilité du médecin devant accumuler les consultations comme cela est prôné dans le cadre du dispositif T2A (tarification à l'activité).

Dans les pays africains, la conception du temps est nettement différente de celle de l'Occident. Là- bas, le temps d'assimilation et d'accommodation par rapport à la chose annoncée, surtout quand il s'agit d'une maladie grave comme le cancer, est fortement influencé par la manière dont on se représente la maladie. C'est-à-dire les croyances qui sous-tendent les perceptions que l'on fait de cette maladie. Les perceptions qui impactent de fait sur les identités collectives et dont le patient subit fortement l'influence, car faisant partie lui aussi d'une communauté. De même, les consultations médicales permanentes ou les bilans médicaux en l'absence d'une plainte gênante pour le sujet, ne font pas partie de la culture des Africains. Il y a également les conditions socio-économiques difficiles qui font que les personnes sont obligées d'opérer des choix si bien que la consultation médicale n'est pas forcément une priorité.

Même quand les symptômes deviennent insupportables pour les patients, ceux qui ont pu consulter sortent du circuit hospitalier dès l'annonce de la maladie soit du fait coût onéreux des prises en charge, soit ils s'orientent vers des thérapies non conventionnelles (officines, confessions religieuses, etc.). Parfois d'autres se recroquevillent dans leur espace familial, et attendent que la mort arrive. De plus, il n'existe pas réellement d'étude sur l'analyse du temps que les médecins exerçant dans les pays africains consacrent pour annoncer le diagnostic sur le cancer.

Dans le langage populaire, il n'est pas rare d'entendre la maxime suivante : « Si les Blancs ont l'heure, les Africains ont le temps ».

Buckman (2001) a identifié quelques règles en matière d'annonce. A savoir :

- Créer un environnement favorable avec une pièce calme, une disponibilité du praticien ; tous deux en position assise ;
- Etre à l'écoute du patient, c'est-à-dire de son histoire personnelle non médicale, de ses antécédents médicaux, personnels ou familiaux, de ce qu'il sait ou veut savoir, de ses craintes et de son niveau de compréhension de sa situation médicale ;
- Annoncer progressivement et parfois en deux temps en reprenant l'histoire, en veillant scrupuleusement à la bonne compréhension et à la disponibilité du patient à entendre la suite ;

- Ne pas noyer d'informations le patient afin d'éviter les phénomènes de « blackout » de sidération ou de surdité sélective ;
- Favoriser la présence d'un proche (si le patient donne son accord) et qui sera le témoin auditif qui pourra prendre le relais et servir de soutien.
- Pour l'auteur, ces aspects peuvent se résumer en six étapes :
  - Etape1 : les préliminaires et préparation à l'entretien ;
  - Etape 2 : savoir ce que sait d'ores et déjà le patient ;
  - Etape 3 : savoir ce que doit connaitre le patient ;
  - Etape 4 : communication de l'information ;
  - Etape 5 : réponse empathique aux sentiments et émotions du patient ;
  - Etape 6 : résumé de l'entretien et proposition et suivi pour l'avenir

Exploration de l'insight et de la compliance

Le champ de la clinique conforte l'idée selon laquelle la problématique de l'annonce de la maladie doit être indubitablement mise en perspective avec celle de l'insight et de la compliance. On ne peut donc faire l'économie de ces deux concepts en montrant en quoi ils participent à l'élucidation des conditionnalités favorables pour l'énonciation du diagnostic. Conditionnalités dans le sens où elles constituent dès lors une sorte de clinique que nous pourrions appeler à juste titre « la clinique de l'annonce d'un diagnostic ».

L'insight tient son origine du mot allemand « Einsicht » qui signifie en français, inspection, connaissance de cause ou encore jugement (**Markova, 2009**). En anglais, il se traduit par « vision intérieure ». Cette formulation qui met l'accent sur le propre regard tourné vers soi a été récemment retenue pour l'Insight Study Group de **Jaafari** à Poitiers afin de proposer le néologisme « Introvision ».

En France, dans les usages, le concept d'Insight est fortement associé à la conscience de la maladie. Par exemple dans le champ de la pathologie mentale, pour les aliénistes, la conscience des troubles devient un symptôme important. Partant, la question de la responsabilité des malades ayant commis des actes criminels est de plus en plus prépondérante.

Par la suite, les nouvelles approches de la psychologie ainsi que celle de la philosophie et de la phrénologie, s'accordent sur l'existence d'unités distinctes pouvant fonctionner indépendamment, car localisées dans différentes parties du cerveau. Ces différents courants ont permis le développement du concept de « folie partielle ». Par suite de cela, les aliénistes (et surtout Pinel) décrivent des cas cliniques dans lesquels les patients conservent une certaine conscience de leur maladie malgré une pensée altérée. Ces constatations ont ainsi facilité l'émergence du concept « Insight » dans le champ de la psychiatrie et la psychopathologie. Aussi, la notion d'insight chevauche le concept de métacognition (**Gonzalez- Suarez, Gomar, Poussa, Ortiz-Gil, Salvator,...Mckenna, 2011**). Cette dernière est décrite par **Flavell (1979**) et renvoie à la conscience qu'à une personne de ses propres savoirs, mais aussi à la capacité de les relier à des nouvelles connaissances et par conséquent, d'être apte à mettre en place des stratégies cognitives adaptées à la situation (**Broyon, 2001**).

De ces occurrences, on pourrait se demander si tous les patients atteints de cancer ont des capacités de jugement et de connaissances suffisantes permettant de mieux comprendre les informations que le médecin met à leur disposition lorsque l'on sait par ailleurs que l'annonce de la maladie peut à certains égards provoquer un traumatisme chez certains patients et que le traumatisme a aussi comme effet de suspendre tout le système cognitif en lien avec le jugement et la connaissance, car être traumatisé, c'est aussi ne pas penser l'impossible.

La compliance est un terme anglais, défini par le *Lexicon of psychiatry, Neurology and Neuroscience* comme le « degré auquel la conduite d'un individu coïncide avec un avis médical » (Persall, 1998). Cette définition se rapproche beaucoup de celle de l'observance (terme français) qu'ont fait **Misdrahi et al (2002**) à partir d'une synthèse de la littérature. Ils la définissent comme « le respect de la prescription, la parfaite concordance entre la conduite du patient et les conseils de prescription du médecin.

C'est aussi la capacité pour un patient à entrer dans un programme thérapeutique en le poursuivant jusqu'à son terme (**Misdrahi, Llorca, Lancon et Bayle, 2002**). Dans la littérature, de nombreux modèles d'observance ont été suggérés. Ici, nous en extrayons les plus importants, à savoir :

Le modèle biomédical dont la spécificité porte sur le côté paternaliste de la relation médecin-malade. Il est avant tout centré sur les aspects plus objectifs liés au traitement comme les doses et le nombre de prises négligeant ainsi les déterminants plus subjectifs du comportement d'adhérence thérapeutique (**Corruble et Hardy, 2003).**

Le modèle comportementaliste quant à lui favorise l'acquisition de compétences spécifiques par le patient et l'entourage alors que le modèle éducatif privilégie l'information auprès du patient et de son entourage. Il y a enfin le modèle psychosocial, **Health Belief Model** (modèle des croyances au sujet du traitement) proposé par Becker et qui s'intéresse à la perception qu'a le patient des avantages et des inconvénients des traitements (**Becker, 1985**).

Selon lui, l'observance est fonction de quatre facteurs : l'intérêt du patient pour les questions de santé en général, sa perception des bénéfices et des contraintes liées au traitement conseillé par le médecin et enfin la perception qu'il a de sa propre vulnérabilité à la pathologie concernée et son acceptation du diagnostic. Dans cette optique, plus l'individu n'est pas conscient de sa vulnérabilité à la pathologie et de la sévérité de cette dernière, meilleure serait la compliance. Or il se trouve que dans les pays africains, en plus des situations précaires que vivent les populations et qui rendent difficiles l'accès aux soins, les médicaments chimiques sont souvent relégués au second plan par rapport aux médicaments dits traditionnels à cause d'une perception sociale selon laquelle la maladie aurait une cause mystique. Cette perception très ancrée dans l'imaginaire collectif africain a une incidence notable sur l'observance par rapport aux traitements. Les études menées en Occident dont celles de Schmitt et collaborateurs (2006), ont proposé une liste des différents facteurs qui seraient à l'origine d'une mauvaise observance : le rejet de la maladie ; le manque d'insight ; les effets indésirables ; le mauvais contrôle des symptômes ; une prescription complexe ; un abus de substances associées ; une association thérapeutique inadéquate ; une communication insuffisante.

D'autres études plus récentes dont notamment celles de Peter (2013) montrent qu'en matière de cancer, il semble très difficile de faire l'inventaire de tous les aspects qui expliqueraient le phénomène d'inobservance d'autant plus que son abord est multifactoriel. Aussi, les méthodologies mises en place laissent présager des failles qui empêchent de saisir une part importante de la réalité. L'auteur en vient à la déduction selon laquelle : contrairement à la radiothérapie, les patients mis sous chimiothérapie éprouvent plus de difficultés à en respecter de façon régulière l'observance du fait que ces traitements chimiques sont à la fois plus toxiques et ils sont administrés le plus souvent pour une longue durée. En effet, si la toxicité de la chimiothérapie est une donnée régulièrement exposée dans nombreux travaux traitant des cancers, force est de constater que les aspects liés aux variabilités sociodémographiques et culturels, ni ceux qui portent sur l'incidence de la relation soignant-soigné dans l'observance des traitements sont rarement abordés.

Dans l'une de nos productions scientifiques concernant ce sujet, nous avons montré tout l'intérêt de considérer cette relation comme un levier majeur dans toute la démarche thérapeutique (**Moukouta, 2019**).

De même, nous souscrivons aux travaux de **Peter**, quand il souligne que la question de la communication soignant-soigné est considérée depuis longtemps comme ayant un impact central sur le respect des médications **(Levy, 1982, 1985, 1986)**, mais dans la pratique, elle peine à être prise forcément en compte dans le dispositif global de soins. Pourtant en matière de prise en charge du cancer, la tendance actuelle de prioriser les chimiothérapies orales devrait inciter les praticiens à accorder autant d'importance à cette relation soignant-soigné et ce dans tous ses contours afin de faire susciter au patient le désir de respecter scrupuleusement les prescriptions qui lui sont proposées.

A la lumière de tout ce qui vient d'être dit, quelques enseignements peuvent être tirés. La question de l'annonce est plurielle dans la mesure où elle concerne plusieurs aspects et des approches diversifiées au rang desquels, peuvent être cités : le contexte de l'annonce, la temporalité, l'espace, les capacités cognitives du sujet, les antécédents pathologiques personnels et familiaux, les croyances du groupe auquel il appartient, la comorbidité, etc. Il s'agit là d'un panel de facteurs qui sur le plan heuristique constituent la trame d'une clinique de l'annonce qui ne doit pas se faire au rabais et dont les enjeux sont déterminants dans tout le processus de la maladie.

III. Déterminismes psychologiques à l'œuvre dans la relation soignant-soigné

Le transfert et le contre-transfert font partie des déterminismes psychologiques qui émergent lorsque la relation entre le thérapeute et le patient est engagée. En effet, le transfert consiste en la répétition par le patient de la projection sur le thérapeute des souvenirs infantiles qui disent quelque chose sur la nature des relations précoces que celui-ci a jadis vécues avec ses parents sous la forme soit d'amitié ou soit d'agressivité. Ceux-ci peuvent parfois emmener le patient à lui conférer l'image soit d'un bon père, soit d'un mauvais père, bonne mère ou mauvaise mère. Autrement dit, la place d'un bon ou mauvais objet. Le soignant devra donc s'en accommoder et en prendre la mesure. Toute la mesure dans le travail d'accompagnement avec le patient. Cette réalité implique de la part du soignant un travail de décodage de ce que la relation actualise. A l'inverse, le contre-transfert concerne le soignant dans ce que la maladie du patient vient faire écho à sa propre histoire, comme si le patient dans ses dires, venait nommer, voire réveiller ce que le soignant a déjà vécu et ce qu'il est en train de vivre dans son environnement propre. Par exemple, l'histoire du patient viendra faire écho à celle du soignant qui a souffert du cancer ou qui a connu l'un de ses proches qui en a souffert. Toute sa formation et l'optique qui la sous-tend inclinent vers l'idée de sauver des vies en maitrisant tout l'outillage théorique ou thérapeutique permettant d'y parvenir. Ainsi la situation qui consiste à annoncer le diagnostic d'une maladie jugée mortelle est vécue comme allant en contre-sens des aspirations du soignant, car sa pratique consiste à sauver la vie de ses patients et non à livrer un mauvais pronostic sur la mort.

De plus, cette situation devient de plus en plus complexe lorsque le curatif n'est plus envisagé et que ce que l'on annonce a trait aux soins palliatifs. Or, il se trouve que certains soignants ne sont pas suffisamment préparés à prendre le recul nécessaire par rapport à leurs propres émotions et à gérer celles du malade et de sa famille. Ils procèdent alors comme ils peuvent, mais également comme ils le sentent sans garantir que ce qu'ils font peut apaiser la détresse des patients.

Ces réalités exigent donc de la part des soignants une capacité importante de discernement, sur les manières d'agir et de réagir aux mécanismes de défense du patient, à l'intersubjectivité qui s'y déroule ; parfois, les enjeux sont tels qu'ils risquent d'être sourds à la demande du patient, et ne pas saisir ce que les patients projettent sur eux du fait du mauvais pronostic vital de la maladie qui les confronte à leur propre mort. Selon **Brocq (2010)**, lorsqu'on passe à des soins palliatifs, le médecin ne peut s'empêcher, inconsciemment, d'être déçu. Il est pris par les fantasmes de la mort de son malade et par les mouvements transfériels qu'il met en place face à son patient, il y associe de la haine à cause de cette déception. Cela corrobore les propos de **D.W. Winnicott (2014)** dans son article réédité intitulé *La Haine dans le contre-transfert* : « quel que soit l'amour pour ses patients, le thérapeute ne peut éviter de les haïr et de les craindre, et mieux il sait, moins il laissera la haine et la crainte déterminer ce qu'il fait à ses malades ». Certains médecins ont d'ailleurs avoué le sentiment d'être impuissant ou d'avoir un sentiment de révolte, de culpabilité, voire d'être un « voyeur sadique » (**Marin, 2004**). Le soignant devra dès lors se préserver pour que cette réalité n'impacte pas la relation thérapeutique. Ajoutons par ailleurs que l'annonce du diagnostic, surtout quand le malade ne s'y attend pas, fait irruption dans l'appareil psychique du sujet, comme un corps étranger qui vient perturber la sérénité du patient en violant son intimité.

La chose annoncée, en l'occurrence la maladie va résonner chez le patient comme un « coup de tonnerre dans un ciel serein », générant ainsi un effet souvent de sidération qui suspend toute faculté de réflexion, d'agir d'autant qu'elle réactive l'angoisse de la mort, d'une finitude, d'une fin de vie à venir.

IV. De l'approche universaliste à l'approche relativiste de la maladie

Selon **Fainsang (1989),** en anthropologie, on distingue classiquement trois réalités de la maladie :

1) Le mot « **disease** » est utilisé par référence aux états organiques et fonctionnels, à la maladie telle qu'elle est identifiée par le modèle biomédical ;
2) Le mot « **illness** » renvoie à la perception d'une perturbation par le sujet, à son vécu individuel ou à sa définition psychologique ;
3) Un troisième terme « **sickness** » est supposé définir plus justement ce à quoi s'attache l'anthropologie médicale, c'est-à-dire la définition socioculturelle de la maladie qui vaut la reconnaissance sociale de celle-ci.

Ces différentes manières décrites à travers ce triptyque doivent être considérées comme par les soignants comme des éléments jouant un rôle déterminant dans tout le processus de la prise en charge.

Ce processus est marqué par les différents temps de l'évolution de la maladie, ses fluctuations ainsi que la manière dont elle est vécue d'une part par le patient et sa famille, d'autre part par l'équipe soignante. Aussi, partant de ce triptyque, il y a lieu de revisiter certaines notions :

Représentation de la maladie

On ne peut traiter un sujet tel que le cancer sans passer par le concept de représentation, car force est de constater que les attitudes que les gens développent autour d'une situation désorganisatrice dépendent en grande partie de la manière dont elle est perçue et considérée dans l'imaginaire collectif. Selon **Herzlich (1973)**, les représentations sociales sont des processus, des constructions mentales et symboliques de la réalité sociale, qui intègrent l'expérience individuelle, les rapports sociaux et les valeurs de la société.

Pour **Denise Jodelet (1989),** c'est une forme de connaissance ou de pensée sociale construite socialement ; celle-ci porte sur des objets sociaux : une personne, une chose, un évènement matériel, psychique ou social, un phénomène naturel, une idée, une théorie ; cette pensée sociale peut donc concerner les objets réels, imaginaires ou mythiques. Ces connaissances sont organisées sous forme d'un savoir disant quelque chose de la réalité, car construites grâce aux expériences, aux informations, aux savoirs et aux modèles de pensée reçus et transmis par l'éducation, la tradition, la communication sociale.

Selon **Abric (1994**) les représentations sociales remplissent principalement quatre fonctions :

- Des fonctions de savoir : les représentations sociales permettent aux acteurs sociaux d'acquérir des connaissances, des savoirs qui vont leur permettre de comprendre et d'expliquer la réalité. Ces connaissances sont intégrées dans un cadre assimilable pour eux, en cohérence avec les valeurs, les idées, les opinions, les croyances auxquelles ils adhèrent. Par ailleurs, elles facilitent la communication sociale en définissant un cadre de référence commun qui permet l'échange, la transmission et la diffusion du savoir ;
- Des fonctions d'orientation et de justification : les représentations sociales permettent de guider les comportements et les pratiques en amont. Elles permettent également de justifier en aval les comportements et les prises de position ;
- Des fonctions identitaires : les représentations ont aussi une fonction de situer les individus et les groupes dans le champ social, elles permettent l'élaboration d'une identité sociale et personnelle gratifiante, c'est-à-dire compatible avec des systèmes des normes et de valeurs socialement et historiquement déterminés. Partager une idée, un langage, c'est aussi affirmer un lien social et une identité (**Jodelet**). « Aussi, la notion d'une attitude apparait comme intimement liée à celle des représentations sociales.
- L'examen de ce lien d'un point de vue systémique est éclairant dans le sens où l'attitude est considérée comme une concrétisation ponctuelle d'une représentation sociale ou d'une combinaison de représentations sans toutefois que l'une soit préexistante à l'autre : la représentation se construisant en lien avec l'attitude, et cette dernière pouvant être conçue comme une rationalisation de la représentation. Dit autrement, les représentations sociales formeraient « l'instance de raison » des attitudes, tandis que ces dernières constitueraient « l'instance de

cohésion » des opinions (**Sales-Wuillemi, 2005**). Ainsi, la représentation sociale d'un objet évoque simultanément un ensemble de jugements de l'objet, des traits de l'objet et des pratiques liées à cet objet. En conséquence, le mot cancer renvoie dans l'imaginaire collectif à l'idée de la mort. Et les attitudes qui en découlent expriment l'idée d'une mort à venir qu'il faudrait absolument combattre par des traitements.

La parentalité en question

En Afrique (comme nous le démontrerons dans les lignes qui suivent), l'idée qui prévaut est celle d'un sort dont l'instigateur serait à rechercher au sein de la constellation parentale.

Nous prenons appui sur une aire géoculturelle qu'est la république du Congo que nous connaissons en étant originaire de ce pays.

A l'inverse des sociétés occidentales, au Congo nous avons affaire à un système de parenté de type holiste dans lequel l'individu se noie au détriment du groupe. Fortement coercitif, ce système est fondé sur le respect de la hiérarchie, c'est-à-dire du statut et de la place de chacun au sein du groupe. Par cette réalité, il faut entendre la soumission à la divinité et aux éléments symboliques (statuts, lois et tabous) incarnés par l'oncle (système matrilinéaire) ou le père (système patrilinéaire) représentant de l'ancêtre fondateur. Etant le garant de la mémoire collective, le père ou l'oncle, outre le fait d'être le transmetteur des savoirs, sert de médiation entre le monde des vivants et celui des morts. Toutefois, celui-ci reste sous le contrôle du chef de clan qui généralement est une personne âgée dont les expériences accumulées lui valent référence. En Afrique, une personne âgée qui meurt, c'est toute une bibliothèque qui brûle, affirme **Amadou Hampaté Bâ (2000)**.

Si en Occident, le père demeure le personnage par excellence qui institue la loi ou voire qui constitue l'instance d'autorité, en Afrique subsaharienne, dans une forte majorité des failles, cette place est assignée à l'oncle maternel. Aussi, dans ce système congolais de parenté, les rapports s'articulent autour de deux axes **(Badji)**, l'axe vertical (rapport des individus avec le monde invisible) et sur l'axe horizontal (rapports interindividuels).

C'est donc autour de la dynamique de ses rapports qu'il faut penser la question de la maladie et ce qu'elle génère dans l'inconscient collectif, en l'occurrence la violence. Ce n'est point, comme en Occident, à l'intérieur du sujet auto-fondateur, autosuffisant et presque auto engendré que l'on recherche l'origine des tourments qui l'accablent, c'est dans l'action d'un autre malveillant (appartenant à la famille) qui, en s'attaquant à la substance même de l'être, le fait « tomber malade ». Et cette croyance est partagée par l'ensemble du groupe, même par ceux que la formation a, *a priori*, éloignés des croyances traditionnelles. Cette forte adhésion aux croyances traditionnelles est considérée par **Villasenor** comme une forme de « résistance culturelle » contre les diverses influences venant d'ailleurs.

Au Congo, la maladie apparait comme le premier facteur de violences familiales. Elle se présente dans sa signification sociale et ses conséquences, comme un désordre parmi d'autres. Jusqu'à un certain point, il n'y a pas de différence entre une maladie, une sécheresse trop prolongée qui brûle les cultures ou un excès de pluie qui les inonde, la naissance d'un enfant porteur d'une malformation, la stérilité, etc.

Quelle qu'en soit la nature, il y a, dans tout cela, la révélation que quelque chose ne tourne pas rond. Quelque chose a été bouleversé dans l'ordre des choses, d'où la nécessité de parvenir au plus vite à la réparation.

Comme disait Lévy-Bruhl : « ce qu'il y a de plus grave dans un malheur, ce n'est pas ce malheur même, si cruel soit-il, c'est ce qu'il révèle ».

De même, si quelque chose a été perturbé dans l'ordre du monde, dans l'ordre des rapports interpersonnels et la/ou les divinités, de cette situation perturbée et perturbatrice, naitra un dialogue organisateur, parce qu'elle servira de prétexte, de support à un nouveau dialogue destiné à transformer une violence permanente ou occasionnelle en violence bénéfique. Il ne s'agit pas, bien entendu, des bénéfices secondaires, au sens psychopathologique du terme, mais d'une violence bénéfique en tant que moyen et instrument de rétablissement de l'équilibre social. Un équilibre social basé essentiellement sur le respect du statut et de la place de chacun au sein du groupe.

L'équilibre social implique aussi que l'homme soit soumis à la divinité et aux lois et tabous symbolisés par le père ou l'oncle, représentant de l'ancêtre fondateur

Ainsi, la perturbation consistera justement à renverser cet ordre, à en prendre de façon détournée le contre-pied. Aussi, dans ce contexte, la parole revêt un caractère sacré. En effet, on distingue deux types de parole : la bonne et la mauvaise. La première parole renforce celui qui la prononce et celui qui la reçoit, c'est une parole qui bénit, tandis que la seconde déforce et maudit celui à qui elle est destinée. De même, si la première parole introduit l'ordre et la paix dans la communauté, la seconde entraine violence et dislocation du tissu social.

Liée aux organes et sécrétions qui lui confèrent des significations diverses, la parole a en outre des attaches particulières avec certaines parties et fonctions du corps ; les yeux renseignent sur la parole de celui qui parle, les oreilles permettent la maitrise de la parole, le cou lui confère constance et hardiesse, les pieds lui assurent « la masse » et la « solidité ». Par ailleurs, lier les mains de celui qui parle, c'est réduire le pouvoir de sa parole ; la parole proférée debout reste superficielle ou vaine, mais parler assis (notamment s'il s'agit de décision grave) octroie au dire son poids et sa solidité. Partant donc de cette réalité qu'il faut saisir de l'intérieur, l'attitude qu'un individu, voire de façon plus large le groupe, a vis-à-vis de la maladie est conditionnée par les représentations culturelles en lien avec l'univers culturel du sujet ou de sa communauté.

De la représentation de la maladie à l'imaginaire sorcier

En Afrique subsaharienne, la recherche des causes d'une maladie quelconque sert de prétexte pour résoudre les conflits au sein d'un groupe social. C'est également l'expression de la quête du consensus social au sujet d'un renversement possible et nécessaire des rapports ; nous dirons même, le signe repérable dans une situation permanente de violence, d'un malaise à résorber. Ce malaise qu'il soit somatique, tel que le cancer est toujours vécu comme un sort. Forts de cette conception, le patient et sa famille chercheront à trouver le moyen de démasquer l'origine de ce sort et surtout celui qui en est le supposé responsable. C'est dans ce contexte que la notion de sorcellerie occupe une place centrale en Afrique.

La sorcellerie englobe une gamme plus vaste de croyances et pratiques supranaturelles et magiques. **Jeanne Favret-Saada** nous dit, en sorcellerie, « l'acte, c'est le verbe, c'est-à-dire une parole qui est pouvoir et non savoir ou information… une parole qui est aussi croyance partagée par l'ensemble de la communauté ». Julio Caro Baroja apporte quelques nuances au terme « croyance » en insistant sur la distinction entre « croyance active » et « croyance passive ». « La croyance active » renvoie à ce que croient « les sorciers » et la « croyance passive » est définie à partir de ce que l'on pense des « sorciers ». Plus exactement, la première de ces formes de croyance correspond à des pratiques d'envoûtement.

La seconde correspond au discours sur la sorcellerie que tiennent ceux qui se disent ensorcelés, seul discours qui puisse réellement tenir. En effet, celui qui pratique la sorcellerie, autrement dit le Ndoki (sorcier), d'après les ensorcelés, est une personne douée d'une puissance dynamique appelée Kundu chez les Kongo, acquise ou génétique, qui lui permet d'agir sur l'aura des autres, de se dédoubler, et de pénétrer dans le monde invisible et nocturne des esprits. Le Kundu n'est pas une force mauvaise en soi, il dépend de l'usage qu'en fait son dépositaire. Sa force est nécessaire aux défenseurs de l'ordre social et religieux (prêtres invocateurs des ancêtres tutélaires, chef de village, devins, thérapeutes). Mais le Ndoki est littéralement un possédé : il est aliéné par la force magique qu'il porte en lui, et qui le pousse à s'emparer de la force vitale d'autrui, provoquant ainsi la maladie, au pire des cas, la mort de ses victimes.

En « mangeant » des victimes choisies au sein de son lignage, le Ndoki renforce la puissance de son Kundu qu'il utilise à des fins personnelles, parfois collectives, afin de faire respecter l'ordre hiérarchique établi.

L'accusation de sorcellerie est la plus grave qui puisse être portée contre un individu : « démasquer » le **ndoki** (NDLR: le sorcier), c'est risquer de lui faire subir de sévères représailles pouvant aller jusqu'à sa mise à mort, sauf s'il bénéficie d'une position intouchable au sein du lignage. Cette accusation constitue, aujourd'hui encore, un motif fréquent des plaines portées devant les tribunaux. Aucune journée qui passe sans qu'on entende une quelconque accusation de sorcellerie. C'est dire que le phénomène de sorcellerie en Afrique occupe tout l'espace cosmogonique et s'étend sur tous les domaines existentiels avec des variances multiformes. La relative liberté et l'autonomie matérielle des jeunes adultes, souvent nés en zone urbaine, scolarisés, profitant de toutes les opportunités d'ascension sociale, bat en brèche le système des prééminences familiales fondé sur la généalogie. Leur réussite sociale ou scolaire, perçue comme un danger pour l'autorité des ainés, et la cohésion de la famille, leurs tentatives pour éluder ou retarder certaines obligations familiales (aides, dot) font d'eux des victimes désignées des représailles, sous forme de maladies qui s'abattent sur eux-mêmes ou sur leurs enfants. Ces « sanctions » ne sont pas toujours intentionnelles. Elles peuvent provenir d'une simple parole d'un aîné.

Buakasa envisage trois supports explicatifs du processus de formation et d'organisation du kindoki, c'est-à-dire de la pratique sorcière.

Le premier support est celui de l'évènement ou de la scène manifeste dans laquelle surgit un élément catastrophique (maladie, échec, mort...) ouvrant sur l'interrogation quant à la signification de ce qu'il advient. Le second support est celui d'un système d'indétermination, un déjà-là, un arrière-fond théoriquement supposé, une instance qui donne aux évènements un sens : il aide à « voir, à lire ce qui est censé, se trouver au-delà des évènements ».

Enfin, le troisième support concerne la révélation : ici « la scène se découvre comme un substitut des rapports sociaux réels » qui s'insèrent dans un réseau de causalité ou légitimités, pouvoir, fortune ne sont plus cause, mais effets ou signes. De plus, ces trois éléments sont à mettre en jonction avec la question du temps et de la répétition de l'évènement qui suscite l'interprétation sorcière. Comme le suggère **Yengo** : « si un régime de signes devenu asymptomatique conduit nécessairement au diagnostic d'ensorcellement, il est toutefois difficile d'en préjuger le sens, il faut prendre en compte le régime asymptomatique par lui-même et les contenus interprétatifs qui lui sont à la fois inhérents, accolés et indépendants : une toux ou un rhume n'est rien d'autre qu'une affection rhino-pharyngée.

Elle est vécue et soignée comme telle, elle ne relève de l'ensorcellement que lorsqu'elle s'installe dans la durée et devient récurrente. Ce qui place la sorcellerie sur le plan du temps ou de la répétition. Plus loin, l'auteur affirme : « les faits ne signifient rien par eux-mêmes au regard de leur interprétation et du contexte de leur apparition. Est donc kindoki toute imputation devenue signifiante dans un régime de signes spécifiques. Ce régime signifiant peut-être formulé de manière simple, l'imputation sorcière ne renvoie qu'au putatif, rien qu'au putatif. Et cela *infinitum* parce qu'il est la matrice même de la structure sociale. On peut à la limite se passer du symptôme, la sorcellerie est un diagnostic qui se méfie d'ailleurs de sa propre symptomatologie dès lors qu'elle est dénoncée. C'est pourquoi, il faut la comprendre comme un discours en situation ». Les propos de l'auteur viennent, là, confirmer l'idée de la permanence de l'entreprise sorcellaire, laquelle en dépit des diverses mutations prend cops dans la structure de parenté, au-delà de ces différentes variances. L'interprétation sorcellaire apparait ici comme un élément déterminant dans la recherche des causes de la maladie, qu'elle soit organique ou psychologique.

De la représentation au pluralisme thérapeutique

Notre pratique clinique nous fait constater que les patients en Afrique en général et au Congo en particulier et ceux en situation de migration ont recours simultanément à la médecine moderne et aux médecines traditionnelles. Nous avons montré que les patients ont recours au **nganga** (tradithérapeute) parce qu'il est, à sa manière, dépositaire de la mémoire du groupe et de son identité, parce qu'il est capable de décrypter le sens.

En cela, il diffère du médecin moderne qui ne semble proposer qu'un traitement symptomatique et non étiologique. Etant entendu que l'Africain ne saurait être envisagé comme une monade : il est fondamentalement un individu lié, un individu en relation, ce qui est donc recherché, c'est avant tout la reconstruction du lien social entre le malade et son entourage. Ainsi, consulter le tradithérapeute, c'est adhérer au cadre culturel et solliciter le rétablissement de bons rapports au sein de la famille.

En pointant cette spécificité, sachant qu'elle existe bel et bien, nous démontrons en même temps qu'elle rend problématique la prise en charge thérapeutique « standard » préconisée par la médecine occidentale, et elle permet de comprendre la pertinence du recours à des techniques de soins mettant en jeu les croyances, les connaissances, les représentations du groupe, autrement dit les références qui lient les membre de la communauté et d'où émanent les interprétations des conduites normales et pathologiques. On ne pourrait s'astreindre des travaux sur les singularités et spécificités de l'itinéraire thérapeutique du sujet africain en cas d'évènement pathologique ou traumatisme désorganisateur dont particulièrement ceux de Mbassa-Menick (2016), ainsi que des nôtres (Moukouta, 2004, 2016).

Plus précisément, Mbassa-Menick note à juste titre que lors d'un évènement pathologique ou d'un traumatisme désorganisateur, le sujet africain, en quête de soins, a souvent consciemment ou non une démarche inter-thérapeutique qui déroute et agace parfois les observateurs non avertis. Il laisse même le sentiment à l'observateur qu'il erre ou plutôt qu'il

« se soigne en rond » (**Mboussou, 2002**). Cette mosaïque de recours thérapeutique, loin d'être une errance, vectorise plutôt un itinéraire de reconstruction identitaire et permet également de débarrasser certains malades des esprits envahisseurs. L'auteur insiste en disant que dans cette mosaïque de recours thérapeutique, la croyance en sa forme religieuse s'y trouve importante. Par exemple, il n'est pas rare d'entendre certains patients dire : « ce qui m'arrive, c'est ma faute, j'ai désobéi à dieu, je me dois de me repentir ». De même, certaines expressions pathologiques sont souvent expliquées à partir des croyances religieuses. On peut citer le cas de la transe observée chez des patients hystériques qui est souvent minorée dans la mesure où elle est considérée comme étant l'expression d'un pouvoir divin et parfois maléfique. Cependant, certains soignants sont réticents à évoquer les aspects religieux avec le patient sous prétexte qu'ils seront taxés soit de faire du prosélytisme, soit d'enfreindre à la règle de la posture laïque dont ils doivent faire montre dans l'exercice de la pratique médicale. Certes, cela peut s'entendre, mais la clinique nous en démontre tout le contraire. Comme l'a su bien noter **Huguelet (2007**) que le principal argument contre cette posture laïque est qu'on peut discuter un domaine sans forcément partager les convictions qu'il implique. De fait, la pratique clinique psychiatrie/psychothérapie, même quand elle est utilisée dans d'autres champs de la médecine tels que celui de la cancérologie impose de considérer de nombreux sujets (sexualité, loisirs, engagements sociaux et politiques, etc.) vis-à-vis desquels notre avis personnel n'a aucune importance. Ainsi, notre place est juste de déterminer avec le patient ce que sa vision et ses engagements signifient pour lui par rapport à tel ou tel sujet.

Dans la même veine, **Spinell (2007**) rappelle que notre approche clinique devrait être caractérisée par une posture phénoménologique. Celle-ci impose au soignant un rôle d'observation neutre dans l'échange avec le patient, autant que possible dénué d'apriorisme théorique, pour éviter de plaquer des concepts ou des préjugés qui fausseraient la perception des évènements.

Dans cette posture, le fait d'occulter les éléments religieux rapportés par un patient empêcherait de prendre pleinement connaissance de son expérience, donc de comprendre comment différents phénomènes s'articulent les uns avec les autres. Ainsi, si l'exercice clinique vise entre autres, avant tout projet thérapeutique, de mieux cerner la souffrance du sujet en y intégrant les éléments à la fois rituels et symboliques qui constituent son discours, le fait religieux dans cette configuration trouve toute son importance et pourrait servir de support de résilience dont l'importance ne doit en aucun cas être négligée. Le témoignage de **Giret**, aumônière catholique à l'hôpital de la conception, Assistance publique des hôpitaux de Marseille, en est bien la preuve.

Elle affirme en substance que dans l'espace enfermant créé par leur maladie, avec le ressenti d'une nouvelle fragilité, certains patients se posent la question d'une transcendance qu'ils cherchent à nommer, ou retrouvent le désir de dieu qu'ils avaient mis de côté depuis longtemps.

Ceux-ci ne sont pas inscrits dans une pratique religieuse stable et structurée et, qu'ils se disent chrétiens ou musulmans, beaucoup sont dans une confusion construite à partir de quelques souvenirs d'enfance et d'échos relevés dans les médias ou chez leurs voisins. En revanche, ils expriment une quête spirituelle forte portant sur le sens de la vie, le lien avec ceux de leurs proches qui sont morts, des désirs de prières, de rites mélangeant parfois plusieurs traditions culturelles et religieuses. Ces personnes manifestent l'importance pour elles de croire en quelque chose, en quelqu'un et en même temps apparait le désarroi, ressenti dans l'épreuve, de sentir que leurs appuis spirituels et religieux sont flottants, peu sûrs. L'écoute active par un aumônier formé peut les aider à nommer ce qu'ils recherchent, à décrire leur expérience, leur ressenti, leur désir pour que cet élan spirituel trouve sa cohérence et puisse s'inscrire s'ils le désirent dans une dynamique ancrée dans le réel de leur vie et de leur histoire. Ainsi, face à la maladie qui fait irruption dans la vie du sujet et qui conduit de fait à un réaménagement du cadre familial, les patients sont en proie à une interrogation sur le sens de ce qui leur arrive et la manière dont ils vont pouvoir s'en sortir. Partant de cette réalité, le dispositif thérapeutique doit être pluridisciplinaire et adapté par rapport à la singularité de chaque patient. Singularité par rapport à sa dynamique familiale et clanique, à ses croyances spirituelles et religieuses, à ses capacités d'élaboration psychologiques, à son degré de vulnérabilité, autant de paramètres qui devront faire l'objet d'une évaluation minutieuse dans la mesure où ils influent sur les orientations thérapeutiques et les possibilités d'accompagnement des patients. Dans cette perspective, l'apport des bénévoles permet de pallier certaines défaillances des institutions.

C'est pourquoi, dans une récente étude, Mbassa-Menick (2008) tente de théoriser, à travers le concept « complémentarité thérapeutique », titre donné à ce paragraphe, cette mosaïque de recours thérapeutique dans l'univers de la maladie en Afrique. Il argumente en effet, sous l'appui de cas précis, que cette complémentarité thérapeutique, qu'elle soit binaire, ou triangulaire, peut avoir des avantages, mais aussi des inconvénients très fâcheux.

Mais en somme, se pose le problème de l'absence d'un cadre législatif pour gérer ce « pluralisme thérapeutique » en Afrique.

V. Les psychothérapies comme l'un des leviers de la prise en charge des patients en situation de cancer

La psychothérapie peut être définie comme une thérapie de l'esprit, autrement dit qui ne fait pas appel à l'arsenal chimique. La psychothérapie consiste donc en une intervention non armée destinée à agir sur un organe que Freud a désigné par le mot psyché. Selon **Porot (1975),** la psychothérapie est « l'ensemble des moyens par lesquels nous agissons sur l'esprit malade ou sur le corps malade par l'intervention de l'esprit ».

Cela étant posé, il y a lieu de préciser que le maniement des psychothérapies dépend de plusieurs critères, les plus importants sont le cadre et la théorie. Le cadre comporte deux aspects fondamentaux : l'aménagement d'un dispositif spécifique (nombre de patients, temps, espace, constance du lieu) et l'aménagement d'une relation (neutralité, positions respectives du patient et du thérapeute). Quant à la théorie elle définit les moyens par lesquels on compte les atteindre. On peut distinguer plusieurs dispositifs : des psychothérapies individuelles, des psychothérapies de groupe, des psychothérapies en face à face, des psychothérapies de divan, des psychothérapies de durée non limitée et des psychothérapies de durée limitée. Ces différents dispositifs créent une dynamique très différente que l'on adapte selon le type de pathologie face auquel se trouve le praticien. En sus du choc subi lors de l'annonce du diagnostic, les patients cancéreux sont confrontés à divers problèmes (de stress, d'anxiété, de deuil de soi, de rejet de la part des proches, etc.) pour lesquels le recours aux psychothérapies parait indispensable. Nous citerons, certaines psychothérapies qui peuvent être adaptées à ce type de population et qui peuvent également concerner les soignants.

Les psychothérapies de soutien

Elles visent à rassurer le patient en apportant un discours contenant et renarcisant par rapport à ses plaintes, ses inquiétudes, son sentiment d'incurabilité. Elles ont pour support l'entretien clinique, l'écoute active, l'empathie et la reformulation. Il peut s'agir d'une ou plusieurs séances pour remobiliser les ressources internes et externes, qui pourraient être cristallisées par les problématiques psychologiques liées au cancer.

Les thérapies cognitives et comportementales

Cette approche thérapeutique est axée sur la thérapie cognitive et la thérapie comportementale. Elles ont montré leur efficacité dans la prise en charge des troubles phobiques, les troubles anxieux, les troubles addictifs, les états dépressifs et les états de stress-post traumatique.

La thérapie cognitive tient compte des évènements cognitifs (ce sont des pensées qui résultent d'une expérience traumatique antérieure) par exemple : pensées dichotomiques, pensées automatiques ; des structures cognitives, par exemple : les distorsions cognitives, les pensées erronées ou dysfonctionnelles, les pensées négatives ; les schémas cognitifs, par exemple : la perception négative par rapport à l'image de soi, les représentations, l'interprétation, la compréhension.

La thérapie comportementale

Elle tient compte des manifestations, des réactions, de l'agir que nous observons chez la personne en souffrance. Il y a un lien inextricable entre l'émotion et le comportement ; autrement dit, le comportement ne peut se concevoir qu'avec une dimension émotionnelle et cognitive.

Au sein des thérapies cognitives et comportementales, on peut également citer la désensibilisation systématique, la thérapie de pleine conscience et la thérapie d'acceptation et d'engagement.

La désensibilisation systématique

Celle-ci consiste à établir une hiérarchie des situations liées au cancer et qui génèrent des comportements inadaptés. Elle est souvent combinée à la relaxation qui est une réponse inhibitrice à la manifestation phobique.

La thérapie de pleine conscience

Elle se base sur des pratiques méditatives auxquelles elle fait recours dans la prise en charge psychothérapeutique du stress, de la dépression, des phobies, des addictions. A travers des séances d'entrainement, les objectifs de cette thérapie consistent à maintenir l'attention et à mettre à distance les pensées, les émotions et les sensations nuisibles en lien avec la maladie.

La thérapie d'acceptation et d'engagement

Elle est appelée ACT qui signifie en anglais : « Acceptance and Commitment Therapy ». Elle se base sur l'apprentissage relationnel. Ce type d'apprentissage a pour but de comprendre certains stimuli verbaux comme le langage et les cognitions ainsi que les contenus de pensée. En pratique, cette thérapie se centre sur un désapprentissage des stimuli du langage que nous pouvons associer à des pensées dysfonctionnelles, des schémas cognitifs, qui sont occasionnés par le trouble émotionnel : le stress, l'angoisse.

L'hypnose

Par ses techniques : l'induction et la suggestion, l'hypnose fait preuve d'une efficacité dans la prise en charge du trouble anxieux, des troubles phobiques, du stress pathologique, des troubles d'addiction. Elle est également basée sur la relaxation et la réactivation des mécanismes naturels de gestion du stress.

La thérapie psychocorporelle

Dans cette gamme, le training autogène de Schultz et la relaxation progressive de Jacobson sont les deux techniques les plus utilisées. Le training autogène de Schultz est une technique issue de l'autohypnose.

Elle est basée sur la sensation progressive de lourdeur et de chaleur dans les différents compartiments corporels, puis il y a induction d'une sensation de ralentissement du rythme cardiaque. En fin de chaque séance, on propose au patient une image mentale de bien être. Quant à la technique de Jacobson, le patient apprend à différencier les sensations de contraction et de décontraction des différents segments musculaires pris consécutivement. Enfin, quelle que soit la technique, l'apprentissage idéal consiste en dix séances et surtout nécessite un entrainement régulier dans un cadre hospitalier ou de suivi à domicile. Cette technique psychocorporelle permet de réduire et de stabiliser les états anxieux, l'angoisse et le stress. Elle apporte une amélioration significative dans la gestion de l'angoisse.

EMDR (Eye Movement Desentization and Reprocessing)

EMDR, traduit en français comme : désensibilisation et reprogrammation par les mouvements oculaires, est de nos jours, une des techniques de psychothérapie indiquée pour les psycho-traumas. Cette méthode psychothérapeutique particulièrement efficace est actuellement l'une des seules (avec les thérapies comportementales et cognitives) que la Haute Autorité de la Santé (HAS) qui accorde la validation des soins médicaux depuis juin 1997 en France, a officiellement recommandée pour le traitement de l'état de stress post traumatique.

La reconnaissance de cette efficacité de la thérapie EMDR se voit à travers le monde. Ainsi, de grandes instances la valident progressivement : l'OMS depuis juillet 2012, l'American Psychiatric Association (2004), le département de la défense et les hôpitaux des vétérans aux Etats-Unis (2004). Elle est bien adaptée et très rapide. Elle consiste en une réintégration neuro-émotionnelle par les mouvements oculaires. Une à trois séances peuvent suffire pour guérir le sujet de l'anxiété, de l'angoisse, de la dépression, des phobies, bref de sa souffrance ou de son traumatisme psychique simple.

Découverte en 1987 par la psychologue américaine **Francine Shapiro** et élaborée à l'école **de Palo Alto**, cette technique est arrivée en France par l'entremise du psychiatre David Servan Schreiber. « Guérir » est le best-seller par le biais duquel la technique s'est popularisée. Ce dernier explique que lorsque la violence d'un évènement entraine une mal-digestion de celui-ci par le cerveau, on peut s'attendre à une réaction. Les stimuli sensoriels (visuel, sonores, olfactifs.) en lien avec l'évènement vont être stockés dans le cerveau. Ils seront, de ce fait, prêts à se réactiver à la moindre résurgence du traumatisme. Ainsi, les mouvements oculaires libèrent l'information traumatique et réactive le système naturel de guérison du cerveau. Il s'agit d'une thérapie dite brève qui peut se dérouler en quelques séances. Sa caractéristique principale est l'utilisation d'une double stimulation (dual attention stimulation). Le sujet est incité à se resituer dans l'intense réalité traumatique et à en revivre les émotions stressantes, le thérapeute le ramène périodiquement dans l'ici-et-maintenant pour effectuer une stimulation sensorielle.

A l'instar de la phase dite « rapid eye movement » (REM) dans le sommeil paradoxal, la rythmique impulsée aux mouvements des yeux serait équivalente à celle qui a lieu spontanément pendant les rêves. Cette stimulation se reproduirait de manière complexe dans le cerveau, plus précisément dans sa partie la plus ancienne (Amygdale). Alors que le processus de défense naturelle est stoppé par le traumatisme, la stimulation relance son action et reprend le cours de son fonctionnement normal.

Conclusion

Notre contribution dans cet ouvrage, à plusieurs voix, n'est pas un vadémécum, mais une sorte de proposition d'un autre regard dans l'examen de la problématique plurielle du cancer en vue d'optimiser l'offre de soins de nos patients. « Nous regardons, tous, le monde, mais nous ne regardons pas, tous, de la même manière » dit l'adage populaire. Fort de cela, plusieurs remarques non exhaustives nécessitent d'être mises en perspective.

La première remarque concerne la prise en compte du contexte d'émergence de la maladie. Ici le mot contexte est pris dans son acception d'ensemble des textes (environnement situationnel, démographie, dynamique familiale, structure de la personnalité, antécédents, etc.) qui caractérise une situation.

Le contexte nous interpelle sur l'homme en situation, c'est-à-dire dans son rapport avec le milieu, l'homme dans son tout existentiel (**Tsokini, 1982**). On ne le dira jamais assez que l'on ne peut pas envisager une prise en charge adaptée du patient cancéreux, si l'on ne prend pas en compte son univers de sens et de croyances.

Peu importe ce qui le caractérise, ce que l'on en dit peut paraitre à certains égards déroutant pour le soignant mais cela s'impose comme un levier sans lequel le cadre thérapeutique ne peut s'envisager dans toutes ses variantes, à savoir celles qui intègrent de façon quasi mitoyenne, à la fois les données biologiques, psychologiques et sociales.

Dans beaucoup de pays africains en général, au Congo en particulier, la maladie qu'elle soit somatique ou psychique est souvent sous-tendue par une représentation sociale où l'agent pathogène est prétendu être un tiers persécuteur (le sorcier). Et cette représentation va déterminer non seulement l'attitude du patient et de sa famille vis-à-vis de la maladie, mais aussi l'itinéraire thérapeutique qu'ils vont suivre pour tenter de faire face aux tourments auxquels ils sont confrontés.

Partant de là, l'on comprend dès lors, l'échec en partie des thérapies médicales et le recours à d'autres types de thérapies (traditionnelles, spirituelles et autres).

Le soignant doit donc tenir compte de ce contexte, tenter si possible par le biais des entretiens répétés avec le malade et sa famille, tout au long des différents stades de la maladie, de déconstruire le schéma de pensée, de maintenir l'alliance thérapeutique pour optimiser les chances de guérison de la maladie. Les conceptions de la santé sont des moyens d'accès au sens que les individus donnent à leurs conduites et pratiques sociales. Les représentations de la santé et de la maladie sont d'abord étudiées pour ce qu'elles peuvent nous apprendre de notre société (**Pierret, 1984).**

La deuxième remarque est l'intérêt de promouvoir l'interdisciplinarité des compétences pour la quête d'une offre de soins efficiente. A ce niveau, on doit savoir gré au Professeur Jean Bernard Nkoua-Mbon pour son sens d'ouverture, car la maladie du cancer est associée à plusieurs facteurs, ce qui nécessite de fait de recourir à plusieurs champs. Cette préoccupation peut être consolidée par l'idée de multipartialité que défend **Devreux (2002**) quand il note à juste titre : « si la multipartialité est une condition nécessaire à l'objectivité, cela signifie que l'objectivité ne peut résulter du travail d'un seul savant. En définitive, l'objectivité ne peut donc advenir que s'il existe une communauté de savants aux cadres de pensée différents et complémentaires les uns des autres ». A ce titre, le souci d'une approche interdisciplinaire et d'une synergie de soins, ces maillages et croisements permettront un dialogue fructueux sur le parcours des soins des patients cancéreux ainsi qu'une mise en commun heuristique de différents points de vue dont le présent livre est l'expression tangible.

Les anthropologues, les sociologues, les assistants sociaux, les politologues, les historiens, les paramédicaux, pour ne citer que ceux-là, ont aussi une parole à donner à entendre pour l'examen global de la maladie du cancer.

Restant dans la veine de ce qui précède, la troisième remarque consiste à forcer le trait concernant notre plaidoyer proprement dit. En effet, l'intérêt de considérer l'offre psychologique dans ses différents contours (psychosomatique, psychopathologique, psychologie interculturelle, etc.) apparait comme une exigence éthique. Elle engage le soignant à prendre en compte la part de subjectivité du patient ainsi que tout ce qui le nourrit, et le relie aux différentes altérités et temporalités. Autrement dit, le soignant doit être attentif entre autres aux angoisses générées par la maladie dont la première est celle de la mort ; l'image du corps en pleine transformation due aux effets iatrogéniques des traitements chimiques, les troubles anorexiques, les troubles sexuels, les troubles dépressifs d'allure mélancolique, les addictions (surtout à l'alcool), les idées suicidaires scénarisées ou non, les névroses traumatiques, les troubles psychotiques (idées délirantes, les hallucinations et les automatismes mentaux) et d'autres troubles en lien avec la maladie du cancer.

Il s'agit là d'un véritable changement de paradigme, voire de posture, qui consiste à se démarquer de la vision unitaire, voire monolithique purement organiciste qui se préoccupe uniquement de la maladie et non du malade et qui se limite exclusivement à une approche rigoureuse de gestion d'urgence diagnostique et thérapeutique. En ce sens, le patient est considéré comme « un objet de soins » et non comme « un sujet de soins ». Or, prendre en compte le sujet « sujet de culture, sujet de l'altérité, sujet de récit, etc.), c'est tenir compte de sa subjectivité. Et celle-ci est consubstantielle à la manière dont la maladie est vécue et inscrite dans le temps présent à partir du temps passé pour se projeter ou non dans le futur. Chez certains patients cancéreux, le futur n'existe plus. C'est plutôt le passé qui est reconvoqué et idéalisé. Toutes ces réalités vont impacter sur l'alliance et la compliance aux soins. Intégrer l'offre psychologique est aussi l'une des manières de considérer la santé dans sa globalité, état de complet bien-être physique, mental et social (**OMS, 1946**).

Cette posture, nous la défendons lors des différents colloques nationaux et internationaux auxquels nous sommes invités, à commencer par le congrès de Carcinologie en 2012 à **Dolisie,** et successivement ceux qui ont été organisés à Oyo et qui m'ont conduit à faire une recommandation majeure concernant la nécessité d'insérer des modules de psycho-oncologie dans la formation des étudiants en médecine et en para-médecine. Cette modalité supplémentaire intervient, en sus du renforcement du travail de partenariat avec les associations et les confessions religieuses dans l'accompagnement des patients souffrant de cancer.

Enfin la dernière remarque consiste pour le soignant à inscrire sa pratique clinique dans un espace réflexif dit de mondialisation ou de mondialité (**Bowao**, **Dérivois**) du fait des contacts de culture.

Cet espace dit d'hétérogénéité culturelle (métissage culturel) impose à faire cohabiter l'universel et le particulier, l'éthique (le global, les invariants culturels) et l'émique (spécificités culturelles). Il invite le soignant à un véritable exercice qui consiste à la fois à prendre en compte le savoir « Occidental » dont il a hérité tout au long de sa formation et qui constitue sa boite à outils (théoriques et pratiques) et la prise en compte du contexte culturel de l'exercice de son art médical. Aussi, l'invite-t-il à un réel travail de décentrement où il doit sortir des sentiers déjà battus pour inscrire sa pratique dans l'ici et maintenant de ce qui lui donne à voir le malade. C'est également un exercice qui l'engage à long terme dans une réflexion perpétuelle de l'évaluation de sa pratique. Evaluer sa pratique sous-entend entre autres, entrevoir une partie de doute pour permettre que la pensée reste en éveil. L'art médical doit être soumis à un questionnement qui précède toute action de soins. C'est ce questionnement qui confère au chercheur et au soignant son esprit scientifique. Pour un esprit scientifique, toute connaissance est une réponse à une question. S'il n'y a pas eu de question, il ne peut y avoir une connaissance scientifique.

Rien ne va de soi, rien n'est donné, tout est construit (**Bachelard, 2001**). Tout cela engage le soignant à s'inscrire dans une dynamique où il est habité par la culture des formations continues, de curiosité intellectuelle.

Bref, la culture qui l'habite ou à laquelle il se laisse habiter, est celle d'une pensée en mouvement au sens Bergsonien du terme.

Une culture où la problématique du cancer est pour le soignant construite, déconstruite et reconstruite au gré des mutations et des différentes temporalités. Si le monde évolue, la pratique médicale et celle de celui qui l'exerce doivent également évoluer.

Chapitre 8

Réflexion philosophique sur le cancer

Le cancer, au-delà d'être une question scientifique, demeure une question tout court. Discipline scientifique relevant du domaine médical, l'oncologie ne saurait rester la propriété des soignants. Elle ne peut pas ne pas s'ouvrir à des approches sociologiques et anthropologiques. Le cancer, par sa nature, rappelle la fragilité humaine. Il confronte l'individu à sa propre finitude. Cela peut faire émerger des questions existentielles profondes. Le cancer en tant que maladie peut être vu comme un miroir de notre vulnérabilité. L'idée d'une existence éphémère est mieux comprise par l'expérience personnelle de la souffrance.

Développer aujourd'hui une réflexion philosophique en complément d'un fait scientifique, aussi important soit-il, peut sembler anecdotique. **Dumezil** dans *Mythe et Epopée* avait cherché à rassembler, en une seule forme, les mythes qui fondent les civilisations dominantes. Il était parvenu à la vision d'ensemble qui réunit le prêtre (celui qui entend la vérité de l'au-delà) le laboureur (celui qui met en pratique) et le soldat (celui qui impose cette mise en pratique à ceux qui ne veulent pas entendre). Mais Dumezil remarque avec une certaine amertume qu'une civilisation majeure, la civilisation grecque, échappe à cette vision. A la place de ces trois pouvoirs, la Grèce confère la puissance à un seul personnage, le philosophe et décrit son activité. Le philosophe produit des modèles du monde, tout en sachant que le modèle n'est nullement la réalité, mais il s'agit là de notre seule façon d'anticiper le comportement du monde. Le philosophe n'est autre que le savant, tel que nous le reconnaissons aujourd'hui, celui qui applique correctement la méthode scientifique, qui sait reconnaitre que s'il faut bien se fonder sur les faits, les faits malheureusement ne parlent pas. Il faut en produire des hypothèses, construire des modèles, en déduire les conséquences, et confronter pour les réfuter, les conséquences prédites à la réalité qui pourtant ne les valide que très rarement (**Antoine Dauchin**, *l'Arbre et l'anneau*, p : 7-15).

Au point de vue scientifique, la philosophie représente l'aspiration éternelle de la raison humaine vers la connaissance de l'inconnu. Dès lors, les philosophes se tiennent toujours dans les questions en controverse et dans les régions élevées, limites supérieures des sciences. Par là ils communiquent à la pensée scientifique un mouvement qui la vivifie et l'anoblit.

Le regard des philosophes africains sur le cancer est profondément enraciné dans une vision holistique de l'existence, où le physique, le spirituel, le social et le cosmique sont interconnectés. Contrairement à une approche purement biomédicale occidentale qui se concentre souvent sur la pathologie, la philosophie africaine tend à chercher les causes profondes et les significations symboliques de la maladie.

Si les philosophes africains reconnaissent l'existence des causes objectives et naturelles aux maladies, ils intègrent souvent d'autres dimensions. Le cancer, comme d'autres affections graves, peut être perçu comme le résultat d'un déséquilibre. Ce déséquilibre peut provenir de :

Facteurs spirituels

Certains croient que le cancer peut être causé par des forces surnaturelles, des esprits malveillants, des ancêtres mécontents, ou même des pratiques de sorcellerie. Cela ne nie pas l'aspect physiopathologique de la maladie, mais ajoute une couche d'interprétation et de recherche de solution à un niveau spirituel.

Déséquilibre avec la nature

Une exploitation excessive de la nature ou un non-respect de son équilibre peut également être invoqué comme facteur contribuant à la maladie.

Déséquilibre social et relationnel

La maladie peut être vue comme une manifestation d'un désordre au sein de la communauté ou d'une rupture des relations harmonieuses entre les individus. La jalousie, la méchanceté, ou l'égoïsme peuvent être perçus comme des causes sous-jacentes.

Violation de l'ordre cosmique ou moral

Le cancer peut être interprété comme une conséquence d'une transgression des lois ou des normes morales et cosmiques.

Importance de la divination et des rituels

Face à une maladie comme le cancer, les pratiques de divination sont souvent utilisées pour identifier la cause profonde de l'affection, qu'elle soit physique, spirituelle ou sociale. Des rituels, des sacrifices et des thérapies traditionnelles peuvent être intégrés au processus de guérison, en complément des traitements médicaux modernes.

La maladie comme message ou avertissement

Le cancer, ou toute maladie grave, peut être vu non seulement comme une souffrance mais aussi comme un message, un avertissement de l'univers, des ancêtres, ou même de soi-même, invitant à une introspection et à un réalignement.

Approche communautaire de la maladie

La maladie n'est pas seulement l'affaire de l'individu malade, mais aussi de toute la communauté. Le soutien familial et communautaire joue un rôle crucial dans le processus de guérison et de prise en charge du patient. La stigmatisation liée à certaines croyances telles que la sorcellerie peut malheureusement compliquer la vie des patients et de leurs proches.

Intégration de la médecine moderne et traditionnelle

Bien que la médecine occidentale ait apporté des avancées significatives dans le traitement du cancer, de nombreux africains y compris des philosophes, cherchent à intégrer les approches traditionnelles avec les soins biomédicaux. L'idée est de ne pas opposer les deux, mais de voir comment elles peuvent se compléter pour offrir une prise en charge plus complète du patient, en tenant compte de ses croyances et de sa vision du monde.

Les philosophes africains abordent donc le cancer sous un angle qui transcende la simple dimension biologique. Ils le perçoivent comme un phénomène complexe, souvent lié à des déséquilibres multidimensionnels (spirituels, sociaux, naturels, moraux), et qui nécessite une approche de guérison holistique, impliquant l'individu, sa famille, sa communauté et même le monde spirituel.

La philosophie offre un cadre pour comprendre et interpréter l'expérience du cancer, en s'interrogeant sur les notions de sens, de souffrance, de mort, et de choix. Elle peut aider à élaborer une approche plus philosophique de la maladie qui va au-delà de la simple lutte contre la maladie pour s'intéresser à l'humain dans sa totalité.

Le cancer peut être perçu comme un chaos. Pourquoi le cancer est-il si angoissant à parler, à vivre et à endurer ? De nombreux chemins peuvent être empruntés pour proposer des réponses à cette question qui semble nous assaillir comme rarement dans d'autres maladies. De nombreux travaux pertinents ont été consacrés à la réception imaginaire du cancer. Pourquoi donc le cancer est-il résistant, en dernière analyse, à l'échange, au dévoilement de leurs ressentis subjectifs par les malades ? Pourquoi le cancer reste-t-il comme étranger au patient ? **Claude Debru** et **Romain Parent** ont tenté une explication très générale pour certains, très brutale, voire frustrante pour d'autres. Ils ont pu motiver cette angoisse par le fait que l'essence du cancer serait un excès de matière qui échappe à l'ordre. « Cette définition par l'essence » vient faire converger au sein du langage, nombre de concepts partiels qui définissent cette maladie.

Le regard philosophique sur le cancer met en lumière une expérience existentielle profonde, où la maladie révèle la vulnérabilité humaine et interroge les notions de vie, de mort et de sens.

Le cancer, en tant que maladie grave, bouleverse la perception de soi et du monde. Il peut être vécu comme une rupture, « une traversée existentielle » qui force à s'interroger sur la nature. Le cancer rappelle brutalement à l'homme sa finitude. Il met en lumière l'idée existentialiste que la vie est fragile et incertaine.

Le cancer confronte donc l'homme à sa finitude. La pensée existentialiste, notamment chez Heidegger, souligne que l'homme est un être conscient de sa mort à venir. Mais dans le quotidien, cette conscience est souvent mise à distance. Le cancer interrompt cette fuite, il nous oblige à regarder en face notre vulnérabilité fondamentale.

L'angoisse générée par le cancer, révèle à l'être humain qu'il est un être pour la mort (Heidegger). Dans *Etre et temps*, ce philosophe nous parle de l'angoisse de la mort qui éclaire l'existence. En ce sens, le cancer peut être une manifestation concrète de ce qu'il appelle la « réalisation de notre finitude. Dans cette perspective, le cancer agit comme un catalyseur de lucidité ; il nous sert de l'illusion de la maitrise, et rappelle que l'existence est fragile, suspendue à un fil.

Le diagnostic du cancer peut évoquer une prise de conscience existentielle : la vie est limitée, imprévisible et donc précieuse. Le cancer nous invite à vivre de manière plus authentique. Combien de fois ne nous interrogeons nous pas lorsqu'on que porte à la connaissance du malade le diagnostic de cancer ! Pourquoi moi ? Pourquoi maintenant ? Ces questions renvoient à la dimension de la maladie. **Camus,** dans *Le mythe de Sisyphe*, parle de l'absurde comme un divorce entre l'homme et le monde. Le cancer semble frapper sans raison, de manière injuste ou aveugle, ce qui peut nourrir une révolte intérieure.

L'annonce d'un cancer peut être un déclencheur pour une quête de sens, une recherche de la signification de la vie face à l'inévitable. La maladie en tant que défi, peut amener à repenser ses valeurs et à se confronter à sa propre finitude.

Le cancer expose la vulnérabilité humaine, la fragilité de la vie face à la maladie. La souffrance, qu'elle soit physique ou psychologique, est un aspect central de cette expérience, qui interpelle les notions de douleur et d'altérité.

Pourquoi souffrons-nous ? Cette question très ancienne est ravivée par l'expérience du cancer. Elle interroge le sens de la douleur. A-t-elle une valeur ? Est-elle pure absurdité ? Pour certains penseurs comme **Nietzsche**, la souffrance peut être transformatrice : « ce qui ne me tue pas me rend plus fort ». Mais pour d'autres comme Camus, le cancer peut illustrer l'absurde de l'existence : une souffrance qui ne répond à aucune logique divine ou morale, mais qui existe, brutale et incompréhensible.

Face au cancer, certains malades témoignent d'un redéploiement du sens : loin d'être une pure destruction, le cancer devient parfois un tournant. « L'homme peut supporter n'importe quel comment s'il a un pourquoi » (**Viktor Frankl**).

Dans cette optique, le cancer n'a pas de sens en soi, mais peut devenir une occasion de sens ; recentrage sur l'essentiel, profondeur accrue des relations et transformation intérieure.

Le cancer peut entrainer une sensation de solitude et d'isolement, car la maladie peut modifier la perception des autres et créer une distance entre le patient et son entourage. Le cancer en tant qu'épreuve personnelle crée un décalage entre soi et les autres. Même entouré, le patient porteur de cancer peut éprouver une forme d'isolement intérieur : les douleurs, les peurs, la conscience aigüe de la finitude ne peuvent être entièrement partagées. Même si les autres peuvent compatir, personne ne peut « mourir à notre place ». Cette solitude est celle du destin personnel, que **Kierkegaard** appelait « la vérité de l'individu ».

Face à l'incompréhension de la maladie, certains malades choisissent la solitude comme protection ; ne pas infliger leur souffrance à leurs proches, éviter les maladresses, se recentrer sur l'essentiel. Mais cela peut aussi nourrir une douleur morale : celle de ne plus être vu comme un être entier, mais comme un « malade », un objet de pitié.

La solitude liée au cancer est une épreuve multi facette : douloureuse parce qu'elle isole, parce qu'elle rend tangible la finitude, mais parfois féconde parce qu'elle révèle à l'être humain sa profondeur, sa lucidité, sa capacité à affronter l'indicible

Face à la menace de mort, le cancer force à se confronter à sa propre finitude et à réfléchir sur le sens de la vie. La maladie peut être vécue comme un rappel de la fragilité humaine et de la nécessité de saisir chaque instant.

Quand quelqu'un meurt au milieu d'une foule, les individus qui appartiennent à cette foule lui témoignent un peu d'attention avant de se refaire un petit égoïsme. Tout homme qui doit mourir est face à cette expérience qui d'une certaine façon, il est le premier à faire. A cette solitude s'ajoute la solitude des gens qui n'ont pas envie de voir le leur mourir. Ce que le cancer nous rappelle, ce que le fait d'avoir à mourir nous rappelle, c'est que nous naissons, nous vivons et nous mourons seuls.

Réfléchir philosophiquement sur le cancer, c'est entrer dans une pensée du tragique. C'est accepter l'inconfort des questions sans réponse définitive. C'est aussi une manière d'honorer la complexité de l'expérience humaine face à la souffrance, la peur et la mort, mais aussi face à l'espoir, à la résistance, et parfois à la réconciliation avec soi-même.

La mort causée par le cancer soulève des réflexions philosophiques profondes, tant sur la condition humaine que sur la nature de la souffrance, de la finitude et du sens de la vie. Le cancer, maladie souvent longue, évolutive et destructrice, met en lumière la fragilité de notre corps.

Cette fragilité rappelle la pensée d'**Epicure,** pour qui la mort n'est rien pour nous, car « quand nous sommes là, la mort n'est pas là ; et quand la mort est là, nous ne sommes plus là ». Pourtant, le cancer trouble cette idée : il introduit une lente désintégration du corps, une conscience prolongée de la fin. Ce n'est pas seulement la mort, mais la manière de mourir qui devient philosophiquement troublante.

Le cancer, souvent chronique et incurable, confronte l'individu à sa propre fin de manière prolongée. La maladie force une reconsidération du sens de l'existence, en obligeant l'individu à regarder la mort non comme une abstraction, mais comme un horizon concret.

Le cancer peut aussi devenir un lieu de révélation du lien humain. Il oblige l'entourage, les soignants, les proches à une présence, un accompagnement. Le cancer peut réveiller une forme de compassion que des penseurs comme Levinas ont valorisée : la vulnérabilité de l'autre m'oblige à une réponse éthique. La mort du malade n'est pas seulement la sienne, elle affecte et transforme les vivants.

Dans les cas de cancer incurable et douloureux, la question de la « bonne mort » se pose. Peut-on et doit-on choisir sa fin ? Des philosophes comme Hans Jonas ou Paul Ricœur ont réfléchi sur la dignité de la personne face à la mort.

Face au cancer, de nombreuses questions éthiques surgissent : Quelles sont les limites de la médecine ? Jusqu'où prolonger la vie ? Qu'est-ce qu'une mort digne ? Paul Ricœur et Levinas insistent sur l'importance de la reconnaissance du patient comme sujet, non réduit à la maladie. En cancérologie, il se pose la question du libre arbitrage. Si le cancer est perçu comme un destin biologique, que devient notre liberté ? Est-il possible de rester maitre de sa vie, même face à une maladie qui échappe à tout contrôle ?

La possibilité de l'euthanasie ou du suicide assisté ouvre un débat sur l'autonomie, la dignité et le respect de la vie humaine dans ses derniers moments. Inspiré de la pensée des philosophes comme John Stuart Mill, le principe d'autonomie affirme que l'individu est le seul juge de sa propre vie, à condition qu'il ne nuise pas à autrui. Si une personne en fin de vie, lucide, considère que sa souffrance rend sa vie insupportable, n'a-t-elle pas le droit de choisir de mourir ? Mais cette liberté soulève des questions : peut-on parler de choix libre quand on souffre atrocement ? La douleur n'entrave-t-elle pas la lucidité et la liberté du jugement ?

Le suicide assisté est quelque fois vu comme un refus du non-sens que représente la souffrance inutile. Cela renvoie à une interrogation existentialiste : la souffrance a-t-elle un sens ? Pour Nietzsche, elle peut être transfigurée si elle s'inscrit dans une logique de dépassement. Pour Camus, au contraire, le suicide est la question philosophique fondamentale : si la vie est absurde pourquoi ne pas y mettre fin ?

L'euthanasie et le suicide assisté posent aussi la question de la responsabilité collective ; quelle est la place de la médecine ? Peut-on demander à un médecin de provoquer la mort, alors que son rôle est de soigner, mieux de réparer les vies humaines et de préserver la vie ?

La médecine moderne évolue : elle ne cherche plus seulement à guérir, mais à soulager, à accompagner. Cela soulève aussi la crainte d'une « glissade éthique » : si l'on autorise l'euthanasie dans certains cas extrêmes, ne risque-t-on pas d'élargir progressivement ces cas au point de banaliser la mort provoquée ?

Le suicide assisté peut apparaitre comme l'ultime affirmation de la volonté humaine, un dernier acte de maitrise sur son destin. Certains y voient une forme de courage, d'autres, une tragédie. « Mourir librement est peut-être l'acte le plus humain » (Maurice Blanchot).

Consentir à un suicide assisté, cela suppose une lucidité, une prise de décision rationnelle, qui peut être rendue difficile par la douleur, la solitude ou la dépression. D'où l'importance de l'accompagnement psychologique, social et médical. L'euthanasie et le suicide assisté mettent en relief nos valeurs les plus profondes : le respect de la vie, la compassion pour la souffrance, la liberté individuelle et la solidarité humaine. Il n'y a sans doute pas de réponse unique, mais un équilibre fragile à construire entre liberté personnelle et responsabilité collective, entre soin de la vie et le respect de la mort choisie. Tout ce que nous avons évoqué à propos de l'euthanasie et du suicide assisté intéresse les sociétés occidentales.

Comment l'euthanasie et le suicide assisté sont-ils perçus en Afrique ? La perception de l'euthanasie et du suicide assisté en Afrique est fortement influencée par les traditions culturelles, les croyances religieuses, et la faible institutionnalisation des systèmes de santé palliatifs. Globalement, ces pratiques restent largement rejetées ou taboues dans la majorité de nos sociétés. Dans de nombreuses cultures africaines traditionnelles, la vie est considérée comme sacrée, un don des ancêtres ou de dieu. La mort doit survenir naturellement, au moment voulu par la nature ou le divin. Se donner la mort, ou aider quelqu'un à mourir est perçu comme une grave transgression :

- Cela rompt l'ordre cosmique ou spirituel ;
- Cela est souvent assimilé à un crime ou à une malédiction ;
- Les personnes qui se suicident ou qui tuent peuvent être exclues des rituels funéraires, ou même être socialement stigmatisées.

L'euthanasie et le suicide assisté sont presque impensables dans une grande partie des mentalités traditionnelles, car ils contredisent à la fois l'éthique communautaire et la vision religieuse de la vie. Les grandes religions présentes en Afrique (christianisme, islam, religions traditionnelles) s'opposent majoritairement à l'euthanasie :

- Le christianisme, très influent en Afrique subsaharienne, enseigne que seul dieu donne et reprend la vie, et que la souffrance peut avoir une dimension rédemptrice ;
- L'islam interdit strictement le suicide et toute forme d'euthanasie, considérée comme une atteinte à la volonté divine ;

- Les religions traditionnelles africaines valorisent plutôt l'idée d'une mort naturelle, rituelle et communautaire, souvent entourée de symboles et de rites précis. Une mort provoquée serait vue comme un trouble grave du lien avec les ancêtres.

En Afrique noire, les systèmes de santé sont inégalitaires et peu préparés. L'idée de discuter de l'euthanasie suppose :

- Une capacité de diagnostiquer des maladies incurables.
- Des soins palliatifs accessibles.
- Une médecine centrée sur la qualité de vie, et non sur la survie.

Or dans de nombreux pays africains, l'accès aux soins est limité, les structures de soins palliatifs sont rares, et la douleur est souvent mal prise en charge. Par conséquent, la priorité reste l'accès aux traitements de base, et non la légalisation de l'euthanasie. Cela dit, la souffrance extrême est bien réelle, et certains professionnels de santé africains commencent à soulever des questions éthiques : comment accompagner dignement un patient en fin de vie ? Que faire quand la médecine ne peut plus rien ?

Dans de nombreuses sociétés africaines, l'individu n'est pas isolé : il fait partie d'un tissu familial, clanique, communautaire. Les grandes décisions, notamment liées à la mort, ne sont pas vues comme des affaires privées.

L'idée d'un choix individuel de mourir, comme dans l'euthanasie, peut être perçue comme étrangère ou même égoïste, car elle brise le lien avec les vivants. Cela rend les pratiques comme le suicide assisté socialement inacceptables, même lorsqu'elles sont motivées par la souffrance.

Le cancer se détermine aujourd'hui comme un miroir de notre époque. Il est révélateur de notre rapport moderne à la santé et à la mort. Dans une société ou la médecine promet de plus en plus de guérison, où l'on cultive la performance et la jeunesse, le cancer rappelle que la mort n'a pas disparu. Il interroge notre rapport au corps, à la technique, au progrès, et remet en question le mythe d'une maitrise totale de la vie.

Chapitre 9

Plaidoyer pour l'implémentation des soins palliatifs en Afrique noire

Les soins palliatifs sont une approche qui améliore la qualité de vie des patients (adultes et enfants) et de leurs familles confrontées aux conséquences d'une maladie potentiellement mortelle, par la prévention et le soulagement de la souffrance grâce à une identification précoce et une évaluation correcte de la douleur et d'autres problèmes physiques, psychosociaux et spirituels. Pour mieux cerner les soins palliatifs une définition de certains concepts s'impose.

I. Définition de certains concepts

Qualité de vie

C'est l'état de bien-être global du patient, qui inclut son confort physique, son équilibre émotionnel, ses relations sociales et son vécu spirituel et existentiel.

Souffrance globale

Elle englobe non seulement la douleur physique, mais aussi la souffrance psychologique, sociale (isolement, précarité), et spirituel (angoisse existentielle, quête de sens.

Prise en charge interdisciplinaire

Les soins assurés par une équipe composée de plusieurs professionnels : médecins, infirmiers, psychologues, travailleurs sociaux, bénévoles, aumôniers, etc.

Accompagnement

Il s'agit du soutien humain et relationnel continu auprès du patient et de ses proches, dans une démarche d'écoute, de respect et de dignité.

Maladie grave, évolutive ou terminale

Ce sont des maladies telles que le cancer, les insuffisances organiques chroniques, les maladies neurodégénératives qui réduisent progressivement l'autonomie du patient.

Les soins palliatifs visent les objectifs suivants :

- Soulager la douleur et les autres symptômes pénibles tels que les nausées et l'anxiété ;
- Offrir un soutien psychologique, social et spirituel ;
- Aider les proches à faire face à la maladie et au deuil ;
- Favoriser la dignité et le respect de la personne ;
- Préserver la meilleure qualité de vie possible, jusqu'à la mort.

* * *

L'histoire des soins palliatifs est relativement récente en médecine moderne, mais elle s'enracine dans des traditions anciennes d'accompagnement des mourants. Dans l'antiquité, certaines civilisations (gréco-romaines, indiennes et chinoises) associaient soins médicaux et soutien spirituel. Au Moyen âge, ce sont souvent des ordres religieux comme les hospices chrétiens qui accueillaient les malades et mourants pour leur offrir du réconfort et de la dignité.

Les soins palliatifs, en médecine moderne, remontent aux années 1960 par la fondation du **St Christopher Hospice**, plus précisément en 1967 par **Cicely Sanders**, une infirmière, assistante sociale puis médecin britannique. Cet établissement est considéré comme le premier de soins palliatifs modernes. Elle a, en créant cet hospice, introduit des concepts clés à savoir la souffrance totale (douleur physique, détresse psychologique, sociale et spirituelle), le soulagement actif de la douleur et l'écoute du malade dans sa globalité. Elle disait « Vous comptez parce que vous êtes-vous. Et vous continuerez à compter jusqu'à la fin ».

Les soins palliatifs vont connaitre un grand essor entre 1970 et 1990.

Le mouvement se propage en 1970 d'abord à Montréal (Canada) par le développement des soins à domicile, puis vint le tour des Etats-Unis où l'on créa des services de soins palliatifs hospitaliers. L'Europe (France, Suisse, Belgique) rentra dans la dance dans les années 1980-1990. Ce n'est qu'en 1986 que l'OMS reconnait officiellement les soins palliatifs.

Aujourd'hui, les soins palliatifs sont présents dans de nombreux pays, à l'hôpital, en unité spécialisée, en EHPAD, et à domicile. Leur champ s'est élargi, pas seulement pour les personnes en fin de vie, mais aussi pour celles vivant longtemps avec des maladies chroniques graves.

L'état des lieux des soins palliatifs en Afrique au sud du Sahara relève un important retard par rapport aux standards internationaux, malgré des progrès notables observés dans certains pays.

La charge élevée de maladies graves (VIH/ SIDA, maladies chroniques et dégénératives) associée à un taux de mortalité élevé et un accès limité aux soins curatifs rendent les soins palliatifs particulièrement obligatoires. L'accès aux soins palliatifs en Afrique noire est inégal et très limité. De plus, la formation des acteurs et les ressources humaines sont insuffisantes.

La majorité des pays d'Afrique noire n'ont pas de système intégré de soins palliatifs dans le système de santé. Selon les données de la **Worldwide Hospice Palliative Care Alliance**, seuls quelques pays ont des services palliatifs bien établis ; on peut citer : l'Afrique du Sud, l'Ouganda et le Kenya. En Ouganda, des initiatives ont été prises pour intégrer les soins palliatifs dans les cursus médicaux et paramédicaux.

Le développement des soins palliatifs en Afrique subsaharienne rencontre de nombreuses difficultés multidimensionnelles, à la fois structurelles, culturelles, économiques et politiques.

Très peu de pays ont intégré les soins palliatifs dans leur politique de santé publique. L'absence de cadres réglementaires clairs limite le développement, le financement, et l'organisation de ces services. La priorité est souvent donnée aux soins curatifs ou à la prévention, au détriment de l'accompagnement en fin de vie.

Les ressources financières limitées affectées aux départements de la santé dans de nombreux pays ne peuvent contribuer à la mise en place de véritables structures des soins palliatifs. Les soins palliatifs sont souvent considérés comme non prioritaires dans les allocations budgétaires. Tant que les soins palliatifs seront dépendants du financement des ONG ou des bailleurs internationaux, les programmes d'implémentation des soins palliatifs seront non seulement instables, mais surtout limités.

Le manque de personnel de santé formé aux soins palliatifs, l'absence de modules dans les cursus universitaires ou paramédicaux dans de nombreux pays, la méconnaissance du concept même de soins palliatifs parmi les professionnels constitue des blocages pour parvenir à mettre en place les soins palliatifs en Afrique noire. A cela s'ajoute le poids des normes socioculturelles et religieuses. En effet, les tabous autour de la souffrance, de la mort et du cancer, souvent associés à des croyances mystiques ou à la fatalité, grèvent considérablement le développement des soins palliatifs.

Dans de nombreux pays, les soins palliatifs sont fournis par des ONG, souvent en milieu urbain, délaissant les zones rurales. Il faut relever qu'en Afrique noire, l'accès aux médicaments essentiels tels que les opioïdes (morphine) est très difficile en raison des barrières réglementaires, du manque de formation des professionnels et de la crainte de l'addiction.

L'organisation des soins palliatifs en Afrique noire doit être adaptée aux réalités locales, tout en respectant les principes universels des soins palliatifs (soulagement de la douleur, accompagnement global, dignité en fin de vie).

II. Propositions pour développer les soins palliatifs au Congo-Brazzaville

Élaboration d'une politique nationale claire et intégrée

Cela doit se faire en lien avec le ministère de la Santé et de la Population. Les soins palliatifs doivent être intégrés dans les programmes de santé publique (cancer ou VIH). Les soins palliatifs doivent être considérés comme un droit fondamental et non comme un luxe.

La place des politiques dans les soins palliatifs est centrale et structurante, surtout en Afrique noire où l'offre de soins est encore très inégale et souvent dépendante des ONG ; le rôle principal des politiques est de garantir l'équité d'accès, peu importe la région ou le statut social.

Les politiques publiques sont la pierre angulaire du développement des soins palliatifs. Sans elles, il n'y a ni reconnaissance, ni financement, ni pérennité. Elles permettent de passer d'un modèle d'initiative isolée à un système national intégré, équitable et efficace.

Formation des ressources humaines

L'organisation d'une formation efficace du personnel en soins palliatifs en Afrique noire nécessite une approche pragmatique, adaptée aux ressources disponibles, au contexte culturel et aux niveaux de compétences des professionnels. Une formation efficace doit viser à :

- Donner une compréhension claire des principes des soins palliatifs ;
- Renforcer les compétences pratiques (évaluation de la douleur, accompagnement psychologique, communication avec les familles) ;
- Adapter les pratiques aux contextes locaux (culture, religion, ressources) ;
- Pour que la formation soit la plus efficace possible, il faut mettre en place des contenus pédagogiques. Nous recommandons des modules de base où l'on enseignerait :
    - Les principes généraux des soins palliatifs (OMS) ;
    - La gestion de la douleur et des symptômes ;
    - Les soins en fin de vie (nutrition, hygiène, confort)
    - La communication et l'écoute empathique ;
    - L'approche culturelle, religieuse et familiale ;
    - L'accompagnement du deuil
    - L'accès et l'usage des opioïdes (morphine)

A ces modules de base, il faudra mettre en place quelques modules complémentaires :

- Ethique et droit du patient ;
- Documentation et suivi ;
- Travail interdisciplinaire.

Une méthodologie pédagogique efficace sera proposée ; elle consistera en :

- Approche interactive : étude de cas, jeux de rôles, mises en situation ;
- Apprentissage en milieu réel : stages dans des unités des soins palliatifs ou services de terrain ;
- Formation par les pairs : mentorat, retours d'expérience entre collègues ;
- Utiliser des supports locaux (langue, scénarios culturels adaptés).

La durée de la formation initiale sera de 5 à 10 jours pour le personnel de santé. La formation pour les agents communautaires sera brève et modulaire. La formation devra être continue et régulière, soit 1à 2 fois par an.

Il faudra intégrer les modules obligatoires de soins palliatifs dans les formations médicales, paramédicales et sociales. Il est impératif de former les médecins, infirmiers, pharmaciens, agents de santé communautaire, travailleurs sociaux et aumôniers. Il faudra créer des centres de formation de référence dans les centres hospitaliers et universitaires, hôpitaux de base et de référence.

Organisation en réseau de soins : Il faudra développer une approche en réseau à trois niveaux :

- **Niveau communautaire** :

Ce seront des soins de base à domicile, assurés par des agents de santé communautaire.

- **Niveau intermédiaire** :

Il est représenté par des hôpitaux de référence et de base et, avec des équipes formées à la prise en charge.

Niveau tertiaire :

Centres hospitaliers universitaires avec des unités spécialisées.

Les soins à domicile et les soins ambulatoires seront encouragés et promus dans les zones rurales.

Garantir l'accès aux médicaments essentiels

L'accès aux médicaments essentiels pour les soins palliatifs est un défi majeur en Afrique au sud du Sahara, où la charge de morbidité liée aux maladies chroniques dont le cancer est élevée. Améliorer cet accès nécessite une approche multidimensionnelle et collaborative impliquant les gouvernements, les organisations internationales, les professionnels de la santé, et les communautés.

Politique et législation

La première étape cruciale est de créer un environnement politique et législatif favorable.

- Intégration dans les politiques de santé nationales :

Les soins palliatifs, y compris l'accès aux médicaments, doivent être reconnus comme un élément essentiel des systèmes de santé nationaux et intégrés dans les plans stratégiques de santé.

- Révision des réglementations sur les opioïdes :

Beaucoup de pays africains ont des réglementations strictes, souvent héritées de l'ère coloniale, sur les opioïdes comme la morphine, qui sont pourtant indispensables pour la gestion de la douleur sévère. Il est impératif de simplifier les procédures d'importation, de stockage et de distribution pour un usage médical légitime.

Il faut assouplir les règles de prescription pour permettre aux professionnels de santé formés de les utiliser sans obstacles inutiles.

- Inclusion dans les listes nationales de médicaments essentiels :

Il faut s'assurer que les médicaments essentiels pour les soins palliatifs (analgésiques, antiémétiques, etc.) sont systématiquement inclus dans les listes nationales de médicaments essentiels et que leur disponibilité est garantie.

- Chaine d'approvisionnement et de distribution :

Un système d'approvisionnement robuste est fondamental pour que les médicaments atteignent les patients qui en ont besoin.

- Renforcement des capacités d'approvisionnement :

Il faut mettre en place des systèmes d'achat centralisés efficaces pour négocier de meilleurs prix. Il est essentiel d'améliorer les infrastructures de stockage (entrepôts sécurisés, conditions de conservation adéquate) au niveau national et local. Enfin, développer des réseaux fiables et résilients, capables d'atteindre les zones rurales et reculées.

- Partenariats stratégiques :

Une collaboration avec des organisations internationales (OMS, **Global Fund**, etc.) et des fabricants de médicaments pour sécuriser l'approvisionnement et réduire les couts.

- Développement de la production locale :

Encourager, lorsque cela est faisable et économiquement viable, la production locale de certains médicaments essentiels pour réduire la dépendance aux importations et les couts.

- Distribution au « dernier kilomètre » :

Il faut explorer des modèles de distribution innovants, tels que l'utilisation des agents de santé communautaire, des cliniques mobiles ou des pharmacies de proximité pour distribuer les médicaments dans les zones éloignées.

Financement

C'est un pilier essentiel pour garantir l'accès aux médicaments essentiels :

Augmentation des budgets publics

Les gouvernements doivent allouer des ressources financières suffisantes et dédiées aux soins palliatifs dans leurs budgets de santé.

- Mobilisation de fonds externes :

Rechercher des financements auprès des donateurs internationaux, des fondations et des partenariats public-privé.

- Modèles de financement innovants :

Il faut intégrer les soins palliatifs dans les régimes d'assurance maladie nationaux et mettre en place des fonds de solidarité ou des mécanismes de subvention pour les patients indigents.

- Réduction des couts pour les patients :

Les médicaments essentiels doivent être subventionnés, voire gratuits pour les patients les plus vulnérables. Enfin, il est important de négocier des prix abordables avec les fournisseurs.

Sensibilisation et mobilisation communautaire

Mener des campagnes de sensibilisation auprès des populations sur : le rôle des soins palliatifs, la gestion de la douleur, la dignité en fin de vie. Associer les leaders religieux, traditionnels et communautaires pour lever les tabous et renforcer l'adhésion. Enfin, intégrer les familles et aidants naturels dans l'accompagnement.

1- Suivi, évaluation et collecte des données

Développer des indicateurs de suivi pour mesurer l'accès aux soins palliatifs, la disponibilité des médicaments, la qualité de vie des patients. Nous devrions encourager la recherche opérationnelle locale et intégrer les soins palliatifs dans les systèmes d'information sanitaires nationaux.

2- Sensibilisation et Plaidoyer

Changer les mentalités et les politiques nécessite un effort de plaidoyer continu.

- Campagne de sensibilisation publique : Lancer des campagnes pour démystifier les soins palliatifs et les médicaments contre la douleur, combattre la stigmatisation et la peur de la dépendance.
- Plaidoyer auprès des décideurs : Collaborer avec les ministères de la santé, les parlementaires et d'autres décideurs pour mettre en évidence l'urgence et les bénéfices de l'accès aux soins palliatifs.
- Défense des droits des patients : Travailler avec des associations de patients et des groupes de défense des droits pour faire valoir le droit fondamental à l'accès aux soins palliatifs et aux médicaments.

En combinant ces stratégies, il est possible de faire des progrès significatifs pour garantir que les personnes souffrant de maladies graves en Afrique subsaharienne reçoivent les médicaments essentiels dont elles ont besoin pour soulager leur souffrance et vivre dignement jusqu'à la fin de leur vie.

Chapitre 10

L'oncologie intégrative a-t-elle sa place en Afrique noire ?

Les progrès dans la prise en charge des malades porteurs de cancer ont fait émerger de nouveaux besoins dépassant régulièrement le cadre de la médecine conventionnelle. L'oncologie intégrative permet aux patients parallèlement à la prise en charge spécifique, d'accéder aux thérapies complémentaires. L'intégration des médecines complémen-taires dans le traitement des cancers est une tendance en plein essor dans les soins, ce au bénéfice des patients.

La définition de la médecine intégrative retenue par le Collège Universitaire de Médecine Intégrative et Complémentaire est « l'association de médecine conventionnelle et complémentaire dans une approche scientifique validée, centrée sur le patient avec une vision pluridisciplinaire ». Ce concept fait partie des combats historiques menés par les associations des patients, et organisé par les institutions, tout particulièrement en cancérologie au début des années 1990 aux Etats-Unis d'Amérique et au Canada. En France, cette discipline a été introduite au début des années 2000. Ainsi, les équipes soignantes en occident depuis de nombreuses années travaillent à l'intégration de « soins de support » ou « soins d'accompagnement » pour aider les malades du cancer à mieux supporter les effets secondaires de la maladie et de ses traitements. La médecine intégrative permet de considérer le patient dans son ensemble, car il n'est pas simplement un objet de la maladie et de soins médicaux.

Le docteur **Alain Tolédano**, cancérologue, radiothérapeute, Président de l'Institut Raphaël à Paris et Directeur de la Chaire de Santé Intégrative au Conservatoire National Arts et Métiers fait remarquer je cite : « la médecine intégrative positionne le malade au centre et allie ce qu'il y a de mieux dans médecine conventionnelle et dans les médecines complémentaires. Appliquée à la santé intégrative, la santé intégrerait de multiples autres dimensions que l'absence de la maladie, émotionnelle, psychologique, sociale, sexuelle, environnementale, etc. L'intégration des interventions non médicamenteuses et d'une démarche pluridisciplinaire en est la clé de voûte ». Le docteur Alain Tolédano insiste sur le fait que « on ne peut pas rester sur des aprioris, sur telles ou telles approches sans se donner l'opportunité de les évaluer. Dès lors que l'on est pragmatique, il faut se donner les moyens d'effectuer des recherches nécessaires pour étudier les diverses interventions non médicamenteuses ; cependant, il faut prendre garde des dérives et des dangers de ces approches complémentaires. Ne pas les évaluer risque d'exposer les patients à des thérapeutes peu scrupuleux et aux dérives sectaires. Il faut s'assurer que ces thérapies soient dispensées par des professionnels de santé qui connaissent parfaitement la pathologie et ses traitements. Il est essentiel de dénoncer toute pratique qui serait de nature à sortir le patient de son parcours de soin.

De nos jours, la médecine classique s'ouvre de plus en plus aux médecines complémentaires. En cancérologie leur essor est majeur.

En Suisse par exemple, selon le **docteur GAIGNARD** du Service d'Oncologie des Hôpitaux de Genève, plus de 50 pour cent des personnes atteintes de cancer ont recours aux médecines complémentaires. En Afrique noire, nous ne disposons d'aucune donnée scientifique pour apprécier l'impact de ces médecines complémentaires, même si nous savons que dans le parcours de soin, nombreux de nos patients font régulièrement appel à la médecine traditionnel, un concept qui ne rentre pas dans le cadre de la médecine intégrative.

Au regard des difficultés financières de nos patients à faire face au coût exorbitant de la prise en charge du cancer, il me semble que les thérapies complémentaires dans un cadre organisé du parcours de soin peuvent aider nos malades. Il nous revient d'en faire la promotion.

Pour les professionnels de la santé, il s'agira de répondre au mieux à ce besoin et de réfléchir à la façon d'intégrer la médecine intégrative dans la prise en charge des malades porteurs de cancer dans nos pays qui ne disposent pas toujours d'une qualité suffisante d'offres de soin. Cependant, il faut craindre que les patients se détournent de l'oncologie classique surtout si nous ne sommes pas capables de leur offrir des soins de qualité. Contrairement aux bienfaits générés par les thérapies complémentaires, il faut se garder d'un enthousiasme débordant. En effet, l'impact négatif des traitements alternatifs remplaçant complètement la prise en charge oncologique conventionnelle sur la survie est démontrée pour les cancers du poumon, de la prostate, du sein et colorectaux, étayant l'opposition de certains oncologues à ce type de traitement. Nous devrions donc rester prudents et vigilants vis-à-vis des thérapies complémentaires pour pouvoir les intégrer de manière bénéfique.

L'oncologie intégrative associe les pratiques conventionnelles se fondant sur les preuves scientifiques majeures (chimiothérapie, hormonothérapie, immunothérapie, thérapies ciblées, chirurgie, radiothérapie), mais aussi les soins de support médicaux ou non médicaux : antibiotiques, antalgiques, antidépresseurs, rééducation fonctionnelle, activité physique adaptée aux pratiques non conventionnelles à visée thérapeutique, autrement appelées thérapies complémentaires dont l'efficacité est plus difficilement démontrable selon l'Organisation Mondiale de la Santé (OMS).

Les termes « médecine complémentaire » ou encore « médecine parallèle » ou encore « médecine non conventionnelle » ou encore « médecine alternative » font référence à un vaste ensemble de pratiques de soins de santé qui n'appartiennent pas à la tradition du pays ; sinon, il s'agirait de médecine traditionnelle.

Dans l'approche intégrative, les thérapies complémentaires ne se substituent pas aux traitements conventionnels, mais viennent en complément des traitements allopathiques.

L'oncologie intégrative est un domaine des soins contre le cancer fondé sur les données factuelles centrées sur le patient, utilisant des thérapies du corps et de l'esprit, des produits naturels et/ou des modifications de mode de vie en parallèle des traitements conventionnels.

Le but est d'améliorer la santé, la qualité de vie, ainsi que de sensibiliser, d'éduquer à la prévention et d'aider les patients à devenir acteurs avant, pendant et après le traitement de leur cancer **(2).** Les thérapies complémentaires séduisent de plus en plus de patients qui y trouvent une satisfaction conséquente **(3).**

Il est souvent reproché à la médecine conventionnelle de manquer « d'humanisme » dans la prise en charge des patients. Cela peut s'expliquer par la super spécialisation de la médecine et par le faible temps alloué aux consultations, tandis que la médecine non conventionnelle place le bien-être du patient au cœur de sa pratique. La littérature florissante sur le sujet reflète l'engouement actuel **(4,5).** Actuellement, l'OMS récence plus de 400 thérapies complémentaires **(4).** Des auteurs français travaillent sur le concept d'interventions non médicamenteuses, regroupant les soins de support conventionnels et les thérapies complémentaires.

Ainsi, **NINOT** propose une classification en cinq catégories : les interventions nutritionnelles en santé (compléments alimentaires, régime), les interventions physiques en santé (ostéopathie, activités physiques adaptées, les interventions psychologiques en santé (hypnose médicale, psychothérapie de pleine conscience), les interventions numériques (coaching, e-santé) et enfin les interventions « autres » en santé (phytothérapie, aromathérapie) **(6).** Parmi ces interventions non médicamenteuses, la prise en charge nutritionnelle, le soutien psychologique et l'activité physique adaptée sont des soins de support et font partie intégrante des soins de support conventionnels. En Europe, notamment en France, l'acupuncture, l'homéopathie, la mésothérapie et l'ostéopathie sont les seules thérapies complémentaires ayant été reconnues par le Conseil national de l'ordre des médecins. Le développement de l'oncologie intégrative permettra vraisemblablement la réduction de l'utilisation des antalgiques non opioïdes ou opioïdes.

En Afrique au sud du Sahara, il y a nécessité de développer l'oncologie intégrative adaptée à nos ressources tant matérielles qu'humaines. Il est impératif d'identifier et de lister tous les acteurs qui, par leurs compétences, pourront permettre l'essor de cette discipline, ce pour le bien de nos malades. Pour développer l'oncologie intégrative dans nos pays respectifs, nous pourrions nous inspirer du « Centre du bien-être » nommé **OASIS** de l'Institut de Cancérologie **Arsène Burny** de Liège en Belgique. Ce centre propose aux patients et aux aidants différentes activités autour du bien-être et du confort. Quatre axes d'actions y sont développés. Ils portent respectivement sur :

- La diététique (atelier de cuisine) ;
- Le corps (soins esthétiques, massage, réflexologie) ;
- La revalidation douce (activités physiques adaptées) ;
- La psychoéducation et l'autohypnose.

Ce centre est conçu avec l'objectif de raffermir l'efficacité, la sécurité et la qualité des thérapies complémentaires.

Si l'oncologie intégrative tend à se développer, elle est loin de s'être démocratisée à l'international. Il est temps que les centres de prise en charge des cancers dans les pays africains intègrent dans leur pratique quelques outils utilisés en oncologie intégrative. Pouvoir référer nos patients atteints de toutes les tumeurs vers les thérapies complémentaires, par le biais d'une procédure structurée qui soit intégrée au parcours de soin, améliorerait la prise en charge globale et la qualité de vie pendant la chimiothérapie. Une meilleure communication de l'oncologue autour des thérapies complémentaires pourrait améliorer positivement la relation entre le médecin et le patient, et permettrait de réduire le choix des pratiques pouvant être à risque, tout en améliorant l'observance du traitement. Tout ce narratif est bien beau ;

mais que sait-on concrètement des apports des différentes médecines complémentaires sur la qualité de vie des personnes souffrant de cancer ? Beaucoup d'évidences sont de plus en plus observées.

La méditation de pleine conscience est par exemple indiquée dans la gestion des troubles anxieux et dépressifs. L'activité physique est l'approche la plus efficace pour lutter contre la fatigue induite par le cancer et ses différents traitements. Les approches corps-esprit, tel le yoga ou le taï-chi, sont également recommandées pour lutter contre la fatigue. Des séances d'acupuncture peuvent aussi aider à soulager la fatigue ainsi que des douleurs articulaires et les bouffées de chaleur chez des femmes sous hormonothérapie prescrite aux patientes porteuses d'un cancer du sein. Il arrive souvent que ces patientes arrêtent leur traitement à cause de ces effets secondaires.

Si on parvient à diminuer l'impact de ces symptômes par l'activité physique ou l'acupuncture, on parviendrait à améliorer leur compliance au traitement et ainsi leur évolution clinique dans le futur. La synergie entre thérapies complémentaires et médecine conventionnelle prend alors tout son sens comme le révèle le docteur **Gaignard.**

Pour illustrer les bienfaits des thérapies complémentaires, j'ai choisi ave la permission de mon ami Alain Tolédano, de citer deux témoignages livrés par des malades suivis à l'Institut Rafael, faute de témoignage dans nos pays.

1- j'ai eu un cancer du sein fin 2020, à l'âge de 73 ans, et ai été opérée et traitée en radiothérapie. pendant la radiothérapie, mon médecin voyant que j'étais particulièrement angoissée, m'a recommandée d'aller à l'institut Rafael. J'ai alors rencontre une coordinatrice de parcours de l'institut qui m'a proposé un parcours de soins personnalise. je ne m'attendais pas à une telle offre de soins.

2- je n'hésite pas à dire que c'est un bonheur qui m'est arrivé. on m'a aidée avec bienveillance à remonter la pente. ayant traversé ce cancer en pleine période de Covid, j'avais perdu beaucoup de mobilité et les soins comme la yoga-thérapie m'ont permis de bouger à nouveau. j'ai aussi découvert les bienfaits de la sophrologie et de la psychologie alors que j'avoue que j'avais des doutes au début sur leur efficacité.

3- Ces différentes approches m'ont fait du bien très rapidement. La neurofeedback aussi m'a semblé magique. par la suite, j'ai continué à pratiquer le yoga et ai été si reconnaissante par cet accompagnement que je suis devenue bénévole à l'institut après quelques mois.

4- j'ai été suivie par le docteur Tolédano, pour donner suite à la découverte de 2 tumeurs au sein en 2019, a 55 ans, pour lesquelles j'ai été traitée par chimiothérapie, chirurgie et radiothérapie, dès la première séance de chimiothérapie, j'ai été prise en charge parallèlement à l'institut Rafaël. J'y ai rencontré une coordinatrice de parcours de soins et j'ai été immédiatement intégrée à un parcours individualisé. Je ne savais pas du tout a quoi m'attendre, mais l'annonce du cancer a été un tel choc que j'étais preneuse de toute l'aide possible. J'étais plutôt sceptique au début concernant les méthodes non médicamenteuses proposées à Rafaël. pourtant je sais bien que sans l'hypnose, j'aurais abandonné la chimiothérapie, tant les effets secondaires ont été difficiles après la première chimio, d'autant plus qu'ils étaient cumulés a d'autres complications. C'était un peu surréaliste, car quand on arrive à l'institut, abasourdie et angoissée par l'annonce, on croise des personnes malades qui ont plutôt le sourire, qui parlent entre eux, qui viennent vers vous et peu à peu on rentre dans cet univers unique qui change le cours de choses. A vrai dire, c'était assez magique. Cet accompagnement bienveillant et innovant a clairement participe à donner un nouveau sens ma vie. j'ai même changé d'orientation professionnelle à l'issue de ce cancer dans le but d'essayer de rendre le millième de ce que l'on m'avait apporté lorsque j'étais malade. Je n'ai même jamais quitté l'institut Rafaël où je suis désormais bénévole.

Ces deux témoignages montrent à quel point ces thérapies complémentaires peuvent rendre heureux des malades atteints de cancer en Afrique noire.

En Afrique noire, les praticiens de l'art de guérir les cancers doivent penser à implémenter là où ils exercent, la consultation d'oncologie intégrative, ce, pour le bénéfice de nos patients. C'est dans ce cadre que les sciences humaines et sociales pourront intégrer le monde de la médecine.

Comme pour les soins de support en oncologie, la prise en charge doit être pluridisciplinaire et proposée en parallèle des thérapeutiques médicales et paramédicales habituelles.

L'organisation du suivi et accompagnement (SAM) est prévue pour que chaque patient soit vu par plusieurs intervenants sur une même matinée, tel que nous le proposons pour nos pays. Un échange a ensuite lieu entre les différents soignants, afin d'avoir un regard pluridisciplinaire constructif. Cela permet d'avoir un contrôle pour que personne ne soit en difficulté mais aussi pour que personne ne sorte du parcours de soins. Le SAM intègre également les traitements conventionnels.

En effet, les matinées du SAM intègrent un temps de consultation médicale obligatoire où les traitements dits classiques seront évalués : analyse des effets secondaires d'une chimiothérapie, ajustement d'un traitement opioïde.

L'activité du SAM doit avoir lieu dans un cadre qui lui est dédié, éventuellement un endroit différent du lieu où se font habituellement les chimiothérapies et les hospitalisations. Le

SAM doit se dérouler dans un bâtiment situé à quelques centaines de mètres de l'hôpital. Là où devra se dérouler le SAM, il faudra prévoir un espace d'accueil et quatre bureaux.

Pour chaque nouveau patient, on réalise une consultation médicale préalable, appelée consultation d'intégration. Cette consultation est faite par l'un des médecins qui fait partie de l'équipe du service. L'entrée dans le SAM se fera soit via la propre initiative du patient soit par l'oncologue en charge du patient après la consultation d'annonce. Cette première consultation dure environ 1h à 1h30. Il s'agit d'une longue consultation, mais indispensable. En effet, au cours de celle-ci, les médecins feront le point avec les patients. Ils prendront le temps d'écouter leur histoire de vie, leur parcours de soin qui est souvent douloureux. Cette consultation permettra de faire le tri des malades qui pourront bénéficier du SAM. Le SAM devra s'occuper également des « oubliés de la médecine » qui ne sont rien d'autres que les patients qui, face à leur maladie, ne savent plus où demander de l'aide et se retrouvent seuls.

A la fin d'une consultation d'intégration, si le patient est éligible pour le SAM, on lui remettra une ordonnance pour un suivi, avec un nombre de séances proposées. Le parcours que l'on pourrait proposer est une prise en charge de six matinées constituant un cycle. Pour certains patients, on proposera une prise en charge limitée dans le temps avec un cycle court de trois matinées. Enfin, pour d'autres patients oncologiques, il est proposé à la fin du premier cycle la possibilité d'enchainer sur un deuxième cycle de six matinées. Le SAM sera ouvert trois matinées par semaine. Nous réserverons les après-midi pour des consultations d'intégration. A chaque matinée, quatre patients seront convoqués. Les patients seront informés la veille de la séance par l'infirmier ou l'aide-soignante d'accueil, afin de connaitre leur état général. A leur arrivée, les patients sont accueillis par l'infirmier ou l'aide-soignant. Celle-ci va procéder à relever les paramètres vitaux de chaque patient (tension artérielle, température, saturation en oxygène, fréquence cardiaque). Le service doit se donner les moyens pour proposer une collation aux patients.

Ce temps d'accueil fait partie intégrante de la thérapeutique. Avec le temps, les patients les plus anciens pourront se charger d'accueillir les « nouveaux ». C'est un grand moment de partage et de convivialité.

Chaque patient bénéficiera de quatre soins par matinée. Un soin par heure. Ainsi, pendant une heure, le patient bénéficiera d'une prise en charge individuelle adaptée.

Voici un exemple du déroulé d'un cycle de SAM complet : lors de la première séance de SAM le patient rencontre un médecin formé à l'acupuncture, puis la sociologue, la socio esthéticienne et enfin une consultation.

En séance 2, le patient rencontrera l'infirmière formée à l'hypnose, puis suivra une séance de massage et enfin une consultation médicale. La troisième séance sera composée d'une séance de massage, d'une rencontre avec la psychologue, la diététicienne et un médecin. Lors de la quatrième séance, le patient rencontrera l'assistante sociale, l'infirmière spécialiste de l'hypnose et une consultation médicale. La cinquième séance sera consacrée à la rencontre du patient avec l'assistante sociale et la socio-esthéticienne, un massage et une consultation médicale. Enfin, au cours de la dernière séance, il faudra prévoir une séance de massage, une séance d'ostéopathie, une rencontre avec la socio-esthéticienne et une consultation médicale.

A la fin de chaque matinée, un temps de staff est organisé. Ce temps permet une analyse de chaque patient. Les différents intervenants passeront en revue chaque patient dans l'ordre de passage où il a réalisé sa matinée. Ce temps permet également à chaque soignant de partager leur prise en charge respective. C'est en transdisciplinarité que sera décidée la suite de la prise en charge pour chaque patient.

Au sein du SAM, il existera plusieurs activités possibles. Elles seront associées, quatre par quatre au gré des différentes matinées. La consultation médicale fera toujours obligatoirement partie d'une des quatre activités. Les activités seront associées de façon à alterner une activité apaisante avec une activité qui nécessite plus d'énergie. Pour pouvoir mener à bien le SAM, il faudra mettre en place une équipe composée :

- D'une aide-soignante ou d'un infirmier de coordination ;
- De quatre médecins. Chaque médecin doit disposer d'un domaine de compétence différent : acupuncture, mésothérapie, pratique psychocorporelle et médecine intégrative, expertise en uro-dynamique,
- De deux infirmières qui pratiquent l'hypnose, D'une diététicienne ;
- D'une psychologue diplômée en hypnose et Eye Movment Desensitization and Reprocessing ;
- De trois intervenants pour l'activité en pratique adaptée ;
- D'une socio-esthéticienne ;
- De deux aides-soignantes formées aux massages confort,
- D'une infirmière pratiquant l'ostéopathie,
- D'une assistante sociale.

Serons-nous capables d'implémenter des unités d'oncologie intégrative en Afrique noire ? La réponse est oui. Pour cela, dans le cadre de la prospective, nos états devront faire l'inventaire des ressources humaines disponibles qui seront amenées à participer aux consultations de médecine intégrative, quitte à faire former ceux dont nous ne disposons pas.

La médecine intégrative peut enrichir l'offre de soins en Afrique noire, si elle est introduite avec rigueur, dialogue et une solide base de connaissances scientifiques et culturelles.

Oui, la médecine intégrative a clairement sa place en Afrique noire, à condition qu'elle soit bien encadrée et adaptée aux réalités locales.

Chapitre 11

Les innovations technologiques de ces 20 dernières années en cancérologie

En Europe, cinq millions de vies ont pu être sauvées grâce aux progrès technologiques selon l'office européen des brevets qui pointe une hausse de plus de 70 pour cent des inventions dans la lutte contre le cancer entre 2015 et 2021.

Les progrès technologiques de ces dernières années se sont avérés cruciaux pour traiter le cancer. L'évolution des ressources et la mise au point de nouveaux outils ont amélioré la prise en charge de la maladie et ont permis un dépistage précoce.

Les technologies les plus récentes soulèvent de nombreux espoirs quant à notre capacité à guérir toujours plus de cancers. Les progrès de l'IA sont d'ores et déjà mobilisés pour les professionnels de la santé. Les algorithmes de reconnaissance d'image en particulier ont connu des progrès spectaculaires au cours des dernières années. Dans les hôpitaux, ils sont désormais employés pour assister les radiologues, afin de mieux détecter les cancers. On pense qu'un radiologue assisté par l'IA est aussi efficace que deux radiologues réunis pour une interprétation des images radiologiques. L'IA permet au radiologue de gagner du temps, car elle est imperméable à la fatigue et aux biais cognitifs inhérents au cerveau humain. L'IA permet de réduire les erreurs d'interprétation des images radiologiques. L'IA est mise à contribution pour examiner les clichés à la recherche des signes de cancer gastro-intestinal. L'IA apporte des données solides pour aider les médecins à repérer les polypes ou des lésions.

L'IA s'impose comme outil majeur de la médecine de précision. L'une des données majeures de la médecine de précision réside dans l'analyse des données génétiques complexes. « Le Genome Wide Association Studies » est une méthode qui vise à prédire des caractéristiques liées au patient, telles que le risque de rechute d'un cancer ou la réponse à un traitement, en fonction des variants génétiques. Les progrès dans ce domaine permettront de mieux comprendre les liens entre génétique et malades, et de personnaliser les traitements en fonction du profil génétique de chaque patient.

Une autre application de l'IA dans la médecine de précision réside dans la chimie et la biologie structurale. La chimiogénomique permet d'identifier les interactions entre protéines et molécules, facilitant ainsi la découverte des traitements plus efficaces et plus spécifiques

L'IA excelle dans la prise en compte des larges jeux de données et l'établissement des corrélations entre ces dernières, à une échelle inaccessible pour le cerveau humain. L'IA est un outil puissant pour détecter l'apparition d'un cancer en amont.

La Société **Johnson Johnson** utilise l'IA pour repérer certains marqueurs génétiques liées à l'apparition du myélome multiple, afin de prendre en charge les patients très en avance et de prévenir ainsi l'apparition de ce cancer.

Grace à l'IA, il a été conçu des jumeaux numériques, afin de tester l'efficacité des différents traitements dans un environnement virtuel. Il s'agit ainsi de créer un double digital de la tumeur du patient grâce à un séquençage cellulaire de plus en plus précis et de tester rapidement différents scenarii de traitements possibles pour voir celui qui fonctionne le mieux et l'appliquer dans la vie réelle.

Grace aux ordinateurs dotés de technologies d'IA, il est désormais possible de créer un model virtuel d'un patient sur lequel les médecins testent des traitements et proposent des thérapies avant de les administrer aux patients. Ainsi, les professionnels de santé peuvent connaitre la réponse du patient à un traitement personnalisé avant de le lui administrer, ce qui réduit les risques et garantit une meilleure efficacité. Les progrès ont été réalisés dans les domaines du dépistage, du diagnostic et des traitements.

I. Innovations technologiques et dépistage des cancers

L'IA est un véritable atout qui permet de dépister la maladie de façon moins invasive pour le patient. Un algorithme mis au point par une équipe de recherche internationale a ainsi été capable de reconnaitre un mélanome dans 95 pour cent des cas, sur la base de simples clichés.

« Parmi les avancées technologiques révolutionnaires contre le cancer, il faut citer la technique permettant de dépister la maladie à partir d'une goutte de sang. Cette technologie offre actuellement des solutions de plus en plus efficaces contre le cancer. Les biomarqueurs sont donc une alternative innovante pour le dépistage précoce du cancer. En effet, le dépistage précoce du cancer est un outil des plus efficaces pour sauver des vies. »

Dans les années à venir, il n'est pas exclu que l'on découvre des biomarqueurs qui seraient capables de prédire la résistance aux médicaments administrés dans le cadre d'une chimiothérapie par exemple et éviter les échecs thérapeutiques.

Grace à la biologie moléculaire, les équipes de l'entreprise **OncoDiag** ont développé des nouveaux tests de dépistage et de suivi des cancers plus simples et efficaces. Parmi les nombreux travaux de recherche de la société OncoDiag, on peut évoquer le test lié aux cancers de la vessie. Avec un taux de récidive de l'ordre de 80 pour cent à cinq ans, ce cancer doit être suivi dans le temps, afin d'éviter au patient tout risque de rechute. Les malades doivent alors réaliser tous les trois mois une cystoscopie qui est un acte médical contraignant. Face à la pénibilité de cet examen, certains patients refusent d'effectuer cet examen de contrôle, augmentant ainsi le risque de récidive et d'aggravation de la maladie.

Pour répondre à cette problématique, OncoDiag a développé un test urinaire permettant aux malades d'effectuer ce contrôle bien plus facilement.

« Les cellules tumorales sont moins adhésives aux parois de la vessie que les cellules normales, elles se retrouvent plus facilement dans les urines du patient. »

Un simple test PCR permet leur analyse et détermine leur signature moléculaire. Ce test permet de détecter précocement la récidive d'un cancer de la vessie.

II. Innovations technologiques et diagnostic des cancers

L'analyse génomique est à la base de l'individualisation. L'avancée des études portant sur le génome humain, ainsi que le code génétique présent dans les cellules tumorales et de manière unique dans chaque individu, a fait que l'analyse des gènes est devenue, ces dernières années, une partie indispensable de la cancérologie.

Les biopsies liquides sont en train de prendre beaucoup de place en anatomo-pathologie. Une biopsie liquide est un test qui utilise principalement le sang (bien qu'il puisse également utiliser l'urine ou d'autres fluides corporels tels que la salive et le liquide céphalo-rachidien) pour analyser la présence des cellules d'une tumeur maligne ou de fragments d'ADN provenant de cellules tumorales. L'examen tire son nom pour se différencier de la biopsie solide, dans laquelle on prélève un fragment de la tumeur et on l'analyse au microscope, une technique invasive. Le test **Galleri** découvert par les Israéliens et développé par la société **GRAIL Inc** aux USA est une innovation qui permet de détecter plus de 50 types de cancers différents grâce à une simple prise de sang. Ce test fonctionne en identifiant l' « empreinte digitale » unique de l'ADN cancéreux dans le sang. Cette approche novatrice permet non seulement de détecter la présence d'un cancer, mais aussi d'en prédire l'origine avec une grande précision, orientant ainsi les investigations médicales nécessaires. Cette innovation représente un espoir majeur dans la détection précoce du cancer.

Toujours dans domaine de l'anatomo-pathologie, l'IA permet de développer des modèles prédictifs sophistiqués. Thomas Walter et son équipe du Centre de Bio-informatique de Mines de Paris (CBIO) ont mis en place une technologie pour prédire la réponse au traitement, le risque de rechute ou même de signatures génétiques. Ces avancées, qui reposent sur des images de haute résolution, offrent une meilleure compréhension de l'évolution des cancers et ouvrent la voie à des traitements plus adaptés.

L'équipe du CBIO est également impliquée dans la transcriptomique spatiale, une technique qui permet de distinguer les différences subtiles entre les patients réagissant positivement ou négativement à un traitement.

Toujours dans le domaine de l'anatomo-pathologie, la **Cryomicroscopie** électronique a permis d'améliorer la qualité des images microscopiques. Cette technique nous permet d'observer à haute résolution des structures qui étaient invisibles auparavant à l'œil humain.

Cette technique englobe la vitrification des échantillons biologiques avec l'azote liquide et leur observation au microscope, afin de créer des images en trois dimensions qui permettent d'étudier le comportement.

La cryomicroscopie électronique permet également aux scientifiques de connaitre les mécanismes à l'origine de la prolifération des cellules cancéreuses et de leurs interactions avec d'autres cellules ou même de connaitre la réponse des structures moléculaires aux différents traitements contre le cancer.

L'Institut **Carnot CEA LETI** a développé ces dernières années l'Imagerie Moléculaire Optique. Cette technique nouvelle présente l'avantage principal de ne pas utiliser de rayonnements ionisants. Elle a été qualifiée par plusieurs équipes de lutte contre le cancer comme un instrument de tomographie préclinique quantitatif. Ces équipes ont montré la parfaite adéquation des résultats obtenus avec cette nouvelle localisation optique des tumeurs et avec la méthode classique à base de rayonnements ionisants PET (Position Emission Tomography).

La **Théranostiqu**e est une approche innovante qui a pour objectif de donner le bon traitement à la bonne personne, en alliant à la fois le diagnostic et la thérapie. La théranostique permet en premier lieu, grâce à une molécule radioactive, de détecter les cellules cancéreuses et d'analyser leur activité, et ce, en pratiquant une imagerie sur le corps entier. Puis dans un second temps, elle permet de proposer au patient un traitement hautement adapté aux analyses effectuées. Cette phase comprend souvent la mise en place d'une radiothérapie ciblée.

III. Innovations technologique et traitement des cancers

Les perspectives dans un futur proche sont riches. Ces dernières années, les progrès thérapeutiques dans le domaine de la cancérologie se sont grandement accélérés avec le développement de la médecine moléculaire et les immunothérapies dont le potentiel innovant continue aujourd'hui de progresser grâce aux inhibiteurs de point de contrôle. Les champs ouverts par les immunothérapies sont vastes et permettent d'espérer le développement de nouvelles approches en combinaison comme c'est le cas les thérapies néo-antigéniques individualisées à base d'ARNm 56 contre le cancer ou le développement des anticorps conjugués (ADC) permettant la croissance des thérapies ciblées qui utilisent des anticorps monoclonaux hautement spécifiques.

Pour les cancers, les thérapies biotechnologiques amènent le système immunitaire à combattre les cellules cancéreuses grâce à différentes méthodes comme l'injection de substances chimiques ou la modification des cellules du système immunitaire. Certains médicaments devraient aider à bloquer les signaux envoyés par les cellules cancéreuses pour empêcher le système immunitaire de les voir.

L'innovation en ingénierie virale promet de révolutionner dans les années à venir le traitement du cancer. Elle a permis d'accélérer le développement de la plus importante collection de virus oncolytiques armés pour combattre les cancers qui résistent au traitement.

Cette avancée technologique publiée dans la *Revue Nature Biomedical Engineering* a été réalisée par l'équipe de **Taha Azad à l'Institut de recherche sur le cancer de l'Université de Sherbrook**. L'immunothérapie oncolytique est une stratégie thérapeutique en plein essor qui repose sur l'administration de virus oncolytiques. Ces virus ont la propriété d'infecter et d'éliminer les cellules cancéreuses. Elles sont connues pour leur capacité à stimuler une réponse immunitaire antitumorale menant à une réponse durable.

Les virus oncolytiques peuvent être transformés en « pharmacies mobiles » en insérant de nouveaux gènes dans leurs génomes, appelés transgènes, afin de livrer directement dans la tumeur, les protéines thérapeutiques nécessaires pour éliminer les cellules cancéreuses. Ces virus oncolytiques peuvent même être armés pour produire simultanément le traitement d'immunothérapie et les armes requises pour corriger la nature immunosuppressive du micro environnement tumoral, telles les cytokines, afin d'améliorer la réponse au traitement livré.

Si les thérapies ciblées anticancéreuses ne sont pas nouvelles, les anticorps conjugués existent déjà depuis une quinzaine d'années, ces derniers qui ciblent directement les cellules cancéreuses sont très hétérogènes au sein d'une même tumeur et présentent une grande variabilité interindividuelle souligne **Papot** qui précise ainsi que son innovation développée à Poitiers s'affranchit de cette hétérogénéité pour cibler la plupart des tumeurs solides.

La technologie **Crisper-Ca9** est une technique les plus prometteuses pour le traitement du cancer. En effet, elle permet de modifier le génome, c'est-à-dire de sélectionner un gène et le modifier, ce qui permet d'améliorer le traitement contre le cancer.

La robotisation va occuper de plus en plus de place dans le diagnostic et le traitement des cancers. A l'Institut de Chimie de Milieux et Matériaux de Poitiers (CNRS), Université de Poitiers, **le Professeur Papot** a développé des robots moléculaires capables d'effectuer des taches de manière autonome dans les milieux biologiques. Cela a abouti à la naissance de la programmation moléculaire avec comme application le traitement sélectif des cancers. Alors que la chimiothérapie anticancéreuse est toxique à la fois pour les cellules tumorales, mais aussi pour les cellules saines, l'objectif de Papot était de développer des molécules capables de détecter uniquement la tumeur pour ensuite délivrer le médicament au bon endroit, épargnant ainsi les tissus sains.

Une équipe de chercheurs en Suisse a développé une nouvelle combinaison médicamenteuse efficace contre le cancer : le C2. Il s'agit d'un assemblage de médicaments avec trois objectifs en ligne de mire : détruire les tumeurs, limiter les effets secondaires et ne pas trop endommager les cellules saines. Vingt fois plus de cellules sont tuées grâce à cette combinaison.

Les vaccins thérapeutiques constituent une arme thérapeutique contre le cancer dans les années à venir. **Madiha Derouazi** et **Elodie Belnove** (lauréates, prix de l'Inventeur Européen 2022, PMES) ont développé avec leur équipe une plateforme technologique pour produire des vaccins qui génèrent une forte réponse immunitaire : des antigènes spécifiques de la tumeur pour déclencher une réponse immunitaire, une molécule pour aider à renforcer cette réponse immunitaire et un peptide de pénétration cellulaire pour délivrer cette charge dans les cellules. Les vaccins sont conçus pour être utilisés en combinaison avec les médicaments qui activent le système immunitaire.

Des chercheurs belges ont très récemment mis au point une nouvelle technologie qui permet de prédire avec précision si l'immunothérapie a un effet bénéfique pour la lutte contre le cancer chez un patient donné, et ainsi adapter la thérapie. Cette technologie permet de déterminer à l'avance, si une immunothérapie est nécessaire. A l'aide d'un « traceur innovant » basé sur les nanocorps, ces chercheurs ont recherché la présence des macrophages dans la tumeur. Une grande quantité de macrophages indique que la tumeur sera plus résistante à l'immunothérapie, ce qui rend le traitement moins efficace. Le traceur peut également être utilisé pour évaluer rapidement les thérapies en cartographiant l'emplacement des macrophages.

Les thérapies cellulaires innovantes ont également révolutionné la lutte contre le cancer. Parmi les différentes approches, les cellules CAR-T, qui combinent thérapie génique et thérapie cellulaire, constituent une nouvelle source d'espoir dans le traitement de certains cancers du sang comme les leucémies, les lymphomes et le myélome multiple.

Le développement des thérapies ARN ou ARN Médicament en cancérologie a connu un essor considérable ces dernières années. Les technologies ARN sont très polyvalentes et permettent d'envisager de multiples stratégies thérapeutiques anticancéreuses.

Parmi les technologies innovantes, les nanotechnologies, une nouvelle technologie qui s'est imposée depuis quelques années à la faveur de son efficacité dont témoignent les résultats positifs obtenus. Cette technologie a permis la mise au point de nanorobots capcases. Ces nanorobots sont composés de nanoporphyrines qui circulent à travers l'organisme afin de détecter les cellules cancéreuses et injecter les médicaments adéquats pour les détruire.

Des grandes avancées technologiques ont été notées dans le domaine de la chirurgie. En effet, la chirurgie robot assistée permet de réduire les risques, la perte de sang et les douleurs.

La chirurgie robot assistée consiste à faire assister le chirurgien par un robot doté de bras mécaniques qui permettent de réaliser l'opération en réalisant une petite incision. Elle permet de réaliser les interventions chirurgicales à risque qui ne pouvaient pas être pratiquées auparavant en raison d'un manque de précision ou du risque qu'elles comportent.

Depuis deux décennies, le développement technologique de la radiothérapie est considérable.

La prise en compte des mouvements en continu et des modifications quotidiennes des volumes permet une **radiothérapie adaptative** avec un suivi de temps en temps réel, notamment grâce à l'essor de l'IRM radiothérapie. Les logiciels d'IA sont de plus en plus intégrés, afin d'aider chaque jour le contourage, notamment avec le système **ETHOS** incluant une dosimétrie actualisée à chaque séance.

Boston Scientific a développé une technologie non invasive qui augmente les chances de rémission des patients, la radiothérapie interne sélective (**SIRT**). Elle consiste à administre au patient des microsphères contenant une substance radioactive, l'Ytrium-90 qui sont directement injectées dans les artères du patient, sans qu'une intervention chirurgicale soit nécessaire. Par rapport à une radiothérapie traditionnelle, ce traitement très localisée a l'avantage de minimiser les dommages sur les tissus sains qui entourent la tumeur.

« En 20 ans, la cancérologie est passée d'une médecine empirique à une médecine de précision. Le cancer n'est plus une fatalité uniforme, mais une maladie à visages multiples, décodée par la génétique, traquée par les machines, contournée par l'immunologie. Le défi pour l'Afrique : ne pas rester spectatrice de cette révolution »

Chapitre 12

Organisation pratique de la lutte contre les cancers en Afrique noire

Le cancer est devenu un enjeu de santé publique majeur en Afrique noire. Autrefois considéré comme marginal par rapport aux maladies infectieuses comme le VIH/SIDA, il représente aujourd'hui une cause croissante de morbidité et de mortalité. En 2020, la région a enregistré 801.392 nouveaux cas de cancer et 520.158 décès imputés au cancer. Ces chiffres soulignent l'ampleur considérable du fardeau actuel de la maladie qui se classe parmi les trois principales causes de décès prématuré (entre 30 et 69 ans) dans presque tous les pays africains au sud du Sahara. Le cancer est responsable d'un décès prématuré sur sept au total et d'un décès sur quatre parmi les maladies non transmissibles. Cette proportion élevée de décès dans la population active impacte sérieusement la vie socio-économique.

Les projections pour les décennies à venir sont alarmantes. Elles indiquent une crise sanitaire imminente. Le fardeau du cancer en Afrique subsaharienne devrait presque doubler au cours des vingt prochaines années, si des mesures concrètes ne sont pas prises. Cette progression alarmante s'explique en partie par la transition épidémiologique, l'urbanisation, le vieillissement de la population, les changements de mode de vie, mais aussi par le manque d'accès à des services de prévention, de diagnostic et des traitements adéquats. Donc d'ici 2040, les nouveaux cas de cancer devraient atteindre 2,1 millions par an, et les décès liés au cancer pourraient s'élever à 1,4 million par an. Cette hausse prévue du nombre de cas et de décès ne représente pas seulement un défi sanitaire, mais aussi une crise démographique et socio-économique profonde. Une augmentation substantielle des décès prématurés dans la tranche d'âges productive (30-69 ans) entraînera des répercussions sur la main-d'œuvre, les structures familiales et la productivité nationale, risquant d'entraver le développement économique et d'aggraver la pauvreté. Cela exige une réponse globale multisectorielle qui intègre les stratégies de santé dans une planification de développement plus large.

Les types de cancer les plus fréquents dans nos pays révèlent des schémas spécifiques. En 2020, le cancer du sein chez la femme (129.400 cas) et le cancer du col de l'utérus (110.300 cas) représentaient à eux seuls trois cancers sur dix diagnostiqués dans les deux sexes. Chez la femme, le cancer du sein était le plus fréquent (classé premier dans 28 pays africains au sud du Sahara), suivi de près par le cancer du col de l'utérus (en tête dans 19 pays). Le cancer du col de l'utérus était également la principale cause de décès par cancer chez les femmes dans 27 pays, tandis que le cancer du sein était en tête dans 21 pays.

Chez les hommes, le cancer de la prostate était le plus répandu (77.300 cas) en tête dans 40 pays, suivi par le cancer du foie (24.700 cas) et le cancer colorectal (23.400 cas). Le cancer de la prostate était la principale cause de décès par cancer chez l'homme dans 26 pays.

Le sarcome de Kaposi, bien que relativement rare à l'échelle mondiale, a connu une augmentation de 20 fois en Afrique au sud du Sahara depuis les années 1980, en raison de l'épidémie à VIH/SIDA. La forte prévalence de ces cancers, notamment le cancer du col de l'utérus et du foie, est souvent liée à des infections (HPV et VHB respectivement) et donc largement évitables par la vaccination ; cela représente donc une opportunité stratégique. Cela ouvre une voie de prévention primaire à fort impact et rentable, particulièrement pertinente dans le contexte africain.

De plus, le fardeau disproportionné qui pèse sur les femmes, avec les cancers du sein et du col de l'utérus, met en lumière une disparité du genre évidente. Cela signifie que des stratégies efficaces de lutte contre le cancer doivent prioriser les cancers évitables et intégrer des approches sensibles au genre pour répondre aux vulnérabilités et aux besoins spécifiques des femmes. L'Afrique affichant l'un des taux de mortalité par cancer les plus élevés au monde et de faibles résultats de survie pour la plupart des cancers, une « réponse à grande échelle » est impérative. La mise en œuvre d'un programme de lutte contre le cancer, intégré à la planification nationale de santé, est essentielle pour chaque pays d'Afrique au sud du Sahara. Une planification rationnelle exige des capacités robustes pour la production, l'analyse et l'interprétation des données locales.

Fardeau du cancer en Afrique subsaharienne
(Cas, décès, types principaux)

Indicateur / type de cancer	Chiffre (2020)
Total nouveaux cas de cancer	801 392
Total décès par Cancer	520 158
Chez les femmes :	
Cancers du Sein (cas)	129 400
Cancer du col de l'utérus (cas)	110 300
Cancer du col de l'utérus (décès)	Principal dans
Cancer du sein (décès)	Principal dans
Chez les hommes	
Cancer de la prostate (cas)	77 300
Cancer du foie (cas)	24 700

Le tableau ci-dessus offre un aperçu synthétique du fardeau du cancer en Afrique noire. Il souligne l'urgence de la situation et les domaines clés d'intervention. Ce tableau est crucial, car il fournit un instantané immédiat de la gravité du cancer. Il devient urgent d'agir. En ventilant les données par sexe et par types de cancer, il met en évidence les formes les plus prévalentes et les plus mortelles de la maladie. Cette compréhension granulaire est essentielle pour que les décideurs politiques puissent prioriser les interventions et allouer efficacement les ressources, afin de s'attaquer aux cancers les plus lourds.

Par exemple, la prééminence des cancers du col de l'utérus et du sein chez la femme, et des cancers de la prostate et du foie chez l'homme, suggère immédiatement des domaines pour des programmes ciblés de prévention et de détection précoce. Enfin, il sert de base de référence cruciale pour mesurer le succès des futurs programmes de lutte contre le cancer, permettant ainsi une évaluation et une adaptation fondées sur des preuves.

IV. Défis majeurs et obstacles à la lutte contre le cancer

La lutte contre le cancer en Afrique subsaharienne est entravée par une série de défis interconnectés, qui minent la capacité des systèmes de santé à répondre efficacement à l'épidémie croissante. Le défi fondamental dans la lutte contre le cancer chez nous réside dans la faiblesse des systèmes de statistiques vitales, ce qui rend la région fortement dépendante des registres du cancer basés sur la population pour estimer le fardeau de la maladie. Bien que le nombre de registres de qualité contrôlés au sein du Réseau africain des registres du cancer (AFCRN) soit passé de 21 en 2013 à 35 (dans 25 pays) fin 2021, des lacunes importantes persistent. Pour 16 des 48 pays inclus dans la base de données GLOBOCAN, les estimations nationales d'incidence ont été basées sur des données extrapolées en raison de l'absence d'informations directes et récentes des registres du cancer. Ce manque de données locales continues et fiables entrave une planification nationale efficace de la santé et le suivi des interventions. L'insuffisance des registres du cancer et des systèmes de statistiques vitales représente un angle mort critique. Sans les données précises et complètes sur l'incidence, la mortalité et la survie du cancer, les pays opèrent essentiellement à l'aveugle.

Ce manque d'informations empêche une planification fondée sur les preuves, une allocation efficace des ressources et la capacité de suivre l'impact des interventions. Il crée un cercle vicieux : si le problème n'est pas mesuré avec précision, il est difficile de justifier les investissements et impossible de suivre les progrès. Par conséquent, le renforcement de l'infrastructure des données robustes, y compris l'établissement et le maintien de registres du cancer, n'est pas une simple tache administrative, mais une condition préalable fondamentale à toute stratégie efficace et responsable de lutte contre le cancer.

Infrastructures de santé inadéquates et accès limité aux équipements

Les systèmes de santé dans de nombreux pays africains sont sous-développés, caractérisés par des installations limitées, des équipements insuffisants et une rareté de centres de soins spécialisés en oncologie. Ce problème est particulièrement aigu dans les zones rurales et mal desservies, où les services médicaux centralisés manquent souvent de ressources suffisantes. Les services d'anatomie pathologique essentiels pour un diagnostic précis et rapide du cancer, sont également insuffisants dans la région. Un rapport de l'OMS indique qu'il n'y a que deux pays sur 47 qui répondent à la norme d'un laboratoire de pathologie pour 100.000 habitants.

L'accès à la radiothérapie, une modalité majeure de traitement pour 50 à 70 pour cent des patients atteints de cancer, est très limité. En 2020, 32 pays sur 54 avaient un plateau technique de radiothérapie. Pour atteindre les recommandations de l'Agence internationale de l'énergie atomique (AIEA) d'une machine de radiothérapie pour 250.000 habitants, l'Afrique aurait besoin de 5600 machines ; cependant, le continent n'en possède actuellement qu'environ 400. A titre de comparaison, la Tanzanie, avec une population de près de 68 millions d'habitants, ne compte que de sept machines de radiothérapie, contre environ 350 au Royaume-Uni pour une population similaire. Le Congo-

Brazzaville, avec une population de près de 6 millions d'habitants, n'a aucune machine de radiothérapie. En Afrique au sud du Sahara, plusieurs pays en sont démunis. Le contraste frappant entre le nombre recommandé de machines de radiothérapie (5.600) et le nombre réel en Afrique (400) met en évidence une grande « inégalité de traitement ». Ce déficit massif critique en infrastructures se traduit directement par de mauvais résultats de survie, car une grande proportion de patients ne peut pas accéder aux traitements nécessaires. Le défi s'étend au-delà de la simple acquisition ; il englobe le manque de personnel qualifié pour faire fonctionner et entretenir ces machines, ainsi que les obstacles systémiques tels que les lacunes politiques et la distribution inéquitable. Cela signifie que les investissements dans les infrastructures doivent être holistiques, abordant non seulement l'acquisition d'équipements, mais aussi leur fonctionnement durable, leur maintenance et leur distribution équitable, parallèlement au développement d'une main-d'œuvre qualifiée.

Pénurie critique de personnel de santé qualifié en oncologie

L'Afrique est confrontée à une grave pénurie générale de travailleurs de la santé, avec environ 1,55 travailleurs (médecins, infirmières et sages-femmes) pour 1000 habitants, ce qui est nettement inférieur au seuil de 4,45 recommandé par l'OMS. Cette pénurie est particulièrement aigüe dans les soins du cancer, car les ressources humaines ont été historiquement orientées vers le lourd fardeau des maladies infectieuses. Le ratio d'oncologues médicaux en Afrique est alarmant : 0,01 pour 100 patients atteints de cancer, contre une moyenne mondiale de 0,27 ; certains pays n'ayant aucun oncologue comme le fut la République démocratique du Congo, ce pays de près de 100 millions d'habitants, il y a quelques années. Depuis, on peut dénombrer deux, voire trois oncologues sur ce vaste territoire. Il faut noter que leur premier oncologue, le Docteur Kissimba, a été formé par mes soins à l'école de cancérologie médicale du Congo-Brazzaville. Les oncologues existants sont lourdement surchargés, avec en moyenne 325 nouvelles consultations de cancer par an, soit près du double du volume observé chez les prestataires des pays à revenu élevé (175 consultations). Un tiers des oncologues africains voient plus de 500 nouveaux patients par an.

Cette charge de travail est majorée par le manque de services de soutien et la nécessité de traiter tous les types de cancers. Cette pénurie est exacerbée par le manque d'opportunités de formation et des conditions de travail souvent déplorables, favorisant ainsi l'émigration des professionnels qualifiés. Les données sur les graves pénuries de ressources humaines en oncologie révèlent une vulnérabilité critique dans les efforts de lutte contre le cancer en Afrique noire. La grande charge de travail à laquelle sont confrontés les quelques oncologues existants, entraine l'épuisement professionnel, compromet la qualité des soins et contribue à une faible satisfaction au travail. Cela à son tour alimente la « fuite des cerveaux » des professionnels qualifiés à la recherche de meilleures opportunités ailleurs. Cela crée un cercle vicieux où le système est en sous-effectif, le personnel existant est débordé. L'investissement dans les ressources humaines est primordial ; il ne s'agit pas seulement de former plus de professionnels, mais aussi de créer des environnements de travail favorables, d'offrir une rémunération compétitive et de fournir des opportunités de développement professionnel continu pour leur rétention à leurs postes et leur contribution durable aux soins du cancer.

Diagnostic tardif et faible accès aux programmes de dépistage

Un facteur majeur qui contribue aux taux de mortalité élevés est le diagnostic tardif de la plupart des cas de cancer en Afrique au sud du Sahara, entrainant ainsi de mauvais résultats de survie. Pour le cancer du sein, 60 à 70 pour cent des femmes dans les pays africains sont diagnostiqués à des stades avancés de la maladie, rendant illusoire la guérison. La participation au dépistage du cancer du col de l'utérus est extrêmement faible, avec une prévalence globale de 13,4 pour cent dans six pays. Moins de 6 pour cent des femmes éligibles au dépistage à l'échelle du continent en bénéficient. Les obstacles à la détection précoce comprennent le manque de sensibilisation, des connaissances limitées, des attitudes défavorables à l'égard du dépistage et l'absence de programme de dépistage spécifiques pour les jeunes adultes. Le diagnostic tardif du cancer transforme des cancers potentiellement curables en maladies mortelles, faisant du cancer un « tueur silencieux » dans de nombreuses communautés. Cela est directement lié à une cascade d'échecs : faible sensibilisation du public, absence de programmes de dépistage généralisés et organisés, et manque d'installations de diagnostic accessibles. Cela signifie que d'importantes opportunités d'intervention précoce sont manquées. Un changement de stratégie est nécessaire, passant de la gestion de crise aux stades avancés de la maladie, à des initiatives proactives de dépistage communautaire et de diagnostic précoce , associées à une éducation robuste en santé publique pour améliorer la littérature en santé et encourager des comportements de recherche de soins en temps opportun.

Couts élevés des soins et impact financier sur les ménages

Le coût élevé du dépistage, de la vaccination et du traitement du cancer constitue un obstacle important, la majorité des dépenses étant supportés directement par des patients et leurs familles. Etant donné que 33 pour cent de la population de l'Afrique noire vit dans l'extrême pauvreté, de nombreuses personnes ne peuvent tout simplement pas se permettre ces services essentiels, ce qui entraine l'abandon des thérapies, de faibles taux de dépistage et une faible adoption de la vaccination. Le fardeau financier est immense : un seul séjour hospitalier pour cancer ou une maladie cardiaque peut équivaloir à 40-50 pour cent du PIB par habitant d'un pays, forçant les ménages à s'endetter par des emprunts et la vente d'actifs. La dépendance à l'égard des paiements directs pour les soins du cancer crée un lien direct entre la maladie et la pauvreté, le diagnostic de cancer devient une condamnation financière, entrainant l'abandon du traitement et plongeant les familles dans une plus grande misère. Il ne s'agit pas seulement d'un obstacle aux soins, mais aussi d'un facteur d'inégalité socio-économique, créant des « pièges à pauvreté » dont les familles ne peuvent s'échapper. Cela signifie que les mécanismes de protection financière, tels que l'extension de la couverture sanitaire universelle (CSU) et la mise en œuvre de modèles de financement innovants, ne sont pas seulement souhaitables, mais absolument essentiels pour un accès équitable aux soins et pour prévenir des difficultés économiques généralisées.

Barrières socioculturelles, désinformation et stigmatisation

Les normes et tabous socioculturels entrainent souvent un manque de dialogue ouvert sur le cancer, entravant les efforts de plaidoyer et l'engagement du public. La désinformation et les mythes répandus, tels que le cancer étant une punition pour une faute, de la sorcellerie, ou une maladie exclusivement réservée aux riches ou aux personnes âgées, alimentent la peur, la stigmatisation, la dissimulation du diagnostic et l'évitement des soins médicaux, retardant ainsi les traitements critiques. La stigmatisation liée au cancer a un impact négatif sur la participation au dépistage et au traitement. Elle est souvent liée aux symptômes physiques, aux changements d'apparence et aux idées fausses de la société. Les normes de genre peuvent influencer considérablement l'autonomie des femmes dans la prise de décision en matière de santé, affectant directement leur participation aux services comme le dépistage du cancer du col de l'utérus. Les guérisseurs traditionnels sont souvent le premier point de contact pour les patients en raison des croyances culturelles, de l'abordabilité perçue et de l'accessibilité. Cependant, leur implication, en particulier lorsqu'elle n'est pas intégrée aux soins biomédicaux, peut entrainer des retards importants dans la présentation et le diagnostic définitif.

L'impact profond des croyances culturelles, de la désinformation et de la stigmatisation révèle un « mur invisible » complexe et profondément enraciné qui entrave considérablement la lutte contre le cancer. Ces croyances, telles que l'association du cancer à la sorcellerie, conduisent à la dissimulation et à l'évitement des soins médicaux, même lorsque les services pourraient être disponibles. Le rôle des guérisseurs traditionnels, bien que culturellement significatif et souvent digne de confiance, peut involontairement contribuer à un diagnostic tardif s'il n'est pas intégré à la médecine moderne. Cela signifie que les interventions purement biomédicales sont insuffisantes. Les stratégies réussies doivent être profondément sensibles à la culture, impliquer les leaders communautaires et religieux de confiance pour dissiper les mythes, adapter les messages de santé aux contextes locaux et donner aux individus, en particulier les femmes, les moyens de prendre des décisions éclairées en matière de santé, abordant ainsi les dimensions psychologique et sociale importantes des soins liés au cancer.

Priorisation des maladies infectieuses au détriment de maladies non transmissibles

Le secteur de la santé en Afrique subsaharienne a été et continue d'être fortement sollicité pour faire face aux maladies infectieuses et parasitaires, telles que le VIH/SIDA, la tuberculose et le paludisme. Cela a conduit à une allocation disproportionnée de l'attention et des ressources, souvent au détriment des maladies non transmissibles comme le cancer. L'Afrique est confrontée à un « double fardeau » de la maladie, luttant simultanément contre des taux élevés de maladies infectieuses et une épidémie de maladies non transmissibles en rapide augmentation. La priorisation historique des maladies infectieuses a créé un « dilemme de priorités concurrentes », où le cancer n'a pas reçu une attention stratégique ou un investissement adéquat. Cette sous-priorisation a laissé les systèmes de santé mal équipés pour faire face au fardeau croissant du cancer. Cela signifie qu'un changement de paradigme fondamental est nécessaire, intégrant la lutte contre le cancer dans les efforts plus larges de renforcement des systèmes de santé, reconnaissant que les maladies non transmissibles ne sont plus une menace lointaine, mais une crise de santé publique présente et croissante qui exige une attention et des ressources proportionnées aux maladies infectieuses.

V. Piliers stratégiques pour une lutte efficace contre le cancer

Une approche efficace de la lutte contre le cancer en Afrique au sud du Sahara doit reposer sur des piliers stratégiques interconnectés, couvrant l'ensemble du continuum des soins.

Prévention primaire

La prévention primaire est la stratégie la plus rentable à long terme pour la lutte contre le cancer. Une part substantielle des décès par cancer (30 à 50 pour cent) des décès par cancer pourrait être évitée en agissant sur des facteurs de risque modifiables tels que le tabagisme, un indice de masse corporel élevé, une consommation excessive d'alcool, un faible apport en fruits et légumes et le manque d'activités physiques. La mise en œuvre de mesures énergiques pour contrôler l'introduction du tabac en Afrique est une priorité absolue. Les efforts de prévention réduisent également le risque d'autres maladies cardiovasculaires et le diabète.

Les programmes de vaccination à grande échelle offrent une stratégie puissante à long terme. La vaccination contre le virus de l'hépatite B (VHB) et les papillomavirus humains (HPV) permet de prévenir deux des cancers les plus courants en Afrique : le cancer du foie et le cancer du col de l'utérus. Le vaccin contre le HPV à lui tout seul a le potentiel de sauver jusqu'à 560.000 vies chaque année. Le passage à une approche de vaccination anti-HPV à dose unique est une stratégie essentielle pour améliorer la portée et la couverture, permettant aux gouvernements de vacciner davantage de jeunes filles. L'infection par le VHB est endémique en Afrique noire, et la vaccination des nourrissons est la pierre angulaire de la prévention du cancer du foie lié au VHB. Bien que très efficace, la couverture vaccinale contre le VHB en Afrique reste incomplète, avec une moyenne inférieure à 70 pour cent. La focalisation sur la vaccination anti-HPV et anti-VHB est cruciale car ces vaccins ciblent des cancers très répandus et liés à des infections en Afrique. La stratégie de la dose unique pour le HPV est une innovation tactique qui s'attaque directement aux obstacles logistiques et financiers à la vaccination généralisée. Cela signifie que la priorisation et le financement adéquats de la prévention primaire, en particulier des programmes de vaccination, offrent le meilleur retour sur investissement à long terme, réduisant les futurs fardeaux de traitement et sauvant des vies de manière efficiente. Cela souligne également la nécessité de campagnes de santé publique intégrées qui abordent simultanément plusieurs facteurs de risque de maladies non transmissibles.

La sensibilisation et l'éducation sanitaire sont des fondements absolus pour tout programme de lutte contre le cancer. Des campagnes de sensibilisation bien conçues peuvent non seulement promouvoir des comportements sains, mais aussi attirer une aide et des ressources cruciales de la part des gouvernements, des organisations non gouvernementales et des entreprises pharmaceutiques.

Détection précoce et diagnostic

La détection précoce et le traitement rapide des cancers du col de l'utérus et du sein peuvent apporter une valeur immédiate et améliorer considérablement les résultats. Cependant, les programmes de dépistage organisé du cancer du sein sont largement absents, seuls 5 pays sur 47 de la région africaine ont pu les mettre en place. De même, moins de 6 pour cent des femmes éligibles en Afrique n'ont jamais été dépistées pour le cancer du col de l'utérus. L'accès à l'évaluation clinique et aux services de diagnostic est une composante essentielle du diagnostic précoce. Cela inclut le renforcement des services de pathologie, qui sont actuellement insuffisants. En Afrique, les patients sont souvent confrontés à des retards importants pour obtenir un diagnostic définitif de cancer. Les efforts doivent être faits pour réduire le temps d'attente des résultats. Cela permettra d'instaurer assez rapidement un traitement. La forte prévalence des diagnostics à un stade avancé de la de la maladie est une conséquence directe de l'insuffisance des capacités de détection précoce et de diagnostic. Même si les efforts de prévention sont couronnés de succès, un fardeau important, existant et émergent, nécessitera toujours un diagnostic précoce pour améliorer la survie. Le manque de programmes de dépistage organisés et l'insuffisance des services de pathologie créent un grand « fossé entre le diagnostic et le traitement ». Cela signifie que même lorsque des individus suspectent un cancer, le chemin vers un diagnostic précis et rapide et le traitement ultérieur est semé de retards systémiques. Pour y remédier, il faut non seulement investir dans l'équipement et la formation, mais aussi mettre en œuvre des systèmes d'orientation rationalisés, des services de navigation pour les patients et des capacités de diagnostic décentralisés pour rapprocher les services des communautés.

Traitement et gestion des cas

L'amélioration de l'accès aux traitements largement disponibles dans les pays à revenu élevé, en particulier pour les cancers prévalents comme le cancer du sein, du col de l'utérus, du poumon, de la prostate et le sarcome de kaposi, pourrait améliorer considérablement les résultats de la survie.

La liste modèle des médicaments de l'OMS comprend des traitements essentiels contre le cancer, mais des défis subsistent concernant le prix élevé et la gestion complexe de certaines thérapies innovantes.

La radiothérapie est nécessaire pour 50 à 70 pour cent des patients atteints de cancer. Pour surmonter les graves limitations d'accès, des modèles de financement innovants tels que le modèle « paiement à l'usage » pour l'équipement de radiothérapie (par exemple le partenariat **Med Access et Eleka** au Kenya et en Tanzanie) sont importants. Ce modèle réduit les couts d'investissement initiaux élevés et assure le service et la maintenance continus, améliorant ainsi l'accès et la disponibilité des machines. Le renforcement des capacités chirurgicales est également vital pour une gestion réussie du cancer. Un diagnostic précis n'est que la première étape ; un traitement efficace et accessible est l'objectif ultime. Les faibles taux de survie actuels reflètent directement l'insuffisance de l'accès au traitement. Le modèle de « paiement à l'usage » pour la radiothérapie est une innovation révolutionnaire qui s'attaque directement à un obstacle financier majeur à la technologie critique, accélérant potentiellement l'accès à un traitement vital. De même, l'accès aux médicaments essentiels nécessite non seulement leur inscription sur une liste, mais aussi la résolution des problèmes d'approvisionnement, de prix et de chaine d'approvisionnement, potentiellement en tirant partie de la fabrication de génériques. L'émergence des centres de cancérologie complets démontre un modèle viable de soins intégrés, mais leur nombre limité montre qu'un investissement massif est nécessaire. Cela implique une approche de traitement à plusieurs volets, combinant le développement d'infrastructures, l'innovation technologique, les stratégies d'accès aux produits pharmaceutiques et l'expansion du personnel qualifié. Le développement des centres de traitements spécialisés, tels que le **HCG CCK**

Cancer Centre à Nairobi, au Kenya, le **Marcelle Ruth Cancer Centre &Hospital** à Lagos, au Nigeria, représente une tendance positive.

Ces centres offrent des services intégrés, y compris l'imagerie avancée, les services de radiothérapie, la chirurgie oncologique, la chimiothérapie et la radiothérapie, offrant un modèle de soins multidisciplinaires de haute qualité.

Soins palliatifs et de soutien

Les soins palliatifs, qui visent à améliorer la qualité de vie des patients et de leurs familles sont reconnus comme une composante essentielle et intégrale des soins complets du cancer. Des stratégies efficaces de santé publique doivent inclure des modèles de soins communautaires et à domicile pour soulager la douleur et fournir un soutien holistique aux patients et à leurs familles.

Les cliniciens en Afrique au sud du Sahara, tels que ceux de **l'Ocean Road Cancer Institute** en Tanzanie identifient les décisions concernant la thérapie palliative du cancer comme l'un de leurs défis cliniques et éthiques les plus difficiles, ce qui indique un besoin important non satisfait en matière de formation et de ressources dans ce domaine.

Compte tenu des taux élevés de diagnostic à un stade avancé de la maladie et des résultats de survie souvent médiocres en Afrique noire, les soins palliatifs ne sont pas un atout facultatif, mais plutôt, un impératif humanitaire fondamental. Ils abordent non seulement la douleur physique, mais aussi la profonde détresse émotionnelle, psychologique et sociale vécue par les patients et leurs familles. Le fait que les cliniciens trouvent cela difficile met en évidence une lacune systémique en matière de formation et de ressources pour cet aspect des soins. L'intégration précoce des soins palliatifs dans le continuum du cancer garantit la dignité et le confort, même lorsque le traitement curatif n'est plus possible. Les soins palliatifs peuvent également soulager les établissements de soins aigus à travers leur soutien communautaire et à domicile efficace.

VI. Facteurs transversaux et facilitateurs de la mise en œuvre

La réussite de la lutte contre le cancer en Afrique subsaharienne dépend de l'intégration des facteurs transversaux qui renforcent la capacité des systèmes de santé et favorisent un environnement propice à l'action.

Gouvernance et planification nationale

La mise en œuvre d'un programme complet de lutte contre le cancer doit faire partie intégrante de la planification nationale de la santé de chaque pays en Afrique noir. Une tendance positive est l'augmentation du nombre de pays africains dotés de plans nationaux de lutte contre le cancer (PNLCC), passant de 46 pour cent en 2013 à deux tiers actuellement. Ces plans sont importants pour identifier, prioriser et mettre en œuvre des actions efficaces. Des exemples incluent le Plan stratégique de national de lutte contre le cancer 2023-2027 du Kenya, qui décrivent des objectifs stratégiques pour réduire la mortalité prématurée et améliorer la qualité de vie des patients. Cependant, les PNLCC passés ont été confrontés à des défis tels que la « performance abyssale » du plan nigérian 2018-2022 et l'omission des domaines critiques comme les cancers de l'enfant, soulignant la nécessite d'une mise en œuvre robuste et d'une révision continue. Le nombre croissant de PNLCC en Afrique signale une reconnaissance de la pathologie cancéreuse. Cependant, la « performance abyssale » documentée des plans précédents est une observation concrète : le simple fait d'avoir un plan est insuffisant. Une gouvernance efficace exige la traduction de ces plans en actions concrètes par un financement adéquat, des mécanismes de mise en œuvre robustes et un suivi et une évaluation rigoureux. Les PNLCC doivent être exhaustifs, abordant l'ensemble du continuum du cancer (de la prévention aux soins palliatifs), et alignés sur des objectifs de santé nationaux plus larges, y compris la couverture sanitaire universelle. Cela implique que la gouvernance doit aller au-delà de la formulation des politiques pour assurer la responsabilisation, l'allocation transparente des ressources et la gestion adaptative afin d'atteindre les résultats de santé souhaités.

Développement des ressources humaines

Au cœur de la lutte contre le cancer en Afrique noire, les universités et les instituts de recherche locaux jouent un rôle de premier plan. Bien au-delà de leur mission traditionnelle d'enseignement supérieur, ces institutions d'enseignement supérieur apparaissent aujourd'hui comme des piliers indispensables à l'émergence d'une réponse cohérente scientifique et durable face aux cancers. D'abord, leur contribution est capitale dans la formation des ressources humaines en santé. C'est en son sein que se forment les futurs médecins généralistes, infirmiers, pharmaciens, mais aussi les spécialistes en cancérologie, en soins palliatifs, en radiologie ou encore en épidémiologie. Les cursus universitaires se sont progressivement adaptés pour intégrer les enjeux liés aux maladies non transmissibles, et plusieurs universités africaines proposent désormais des diplômes de master ou de doctorat spécifiquement orientés vers la cancérologie. A travers des séminaires, des formations continues, et des partenariats avec des institutions du Nord, elles assurent également le renforcement des capacités des professionnels de santé déjà en activité.

Ces établissements sont également le fer de lance de la recherche scientifique locale, essentielle pour comprendre les spécificités régionales de l'épidémie de cancer. Contrairement aux approches importées, souvent peu adaptées aux réalités africaines, la recherche conduite localement permet de mieux cerner la prévalence des différents types de cancer, leurs facteurs de risque particuliers, ainsi que les obstacles socioculturels ou économiques à un diagnostic et un traitement précoces. Des études sur les cancers liés aux infections (comme le cancer du foie ou le cancer du col de l'utérus) ont été menées dans plusieurs pays. Dans certains cas, les chercheurs locaux explorent également les propriétés anticancéreuses des plantes médicinales issues de la pharmacopée traditionnelle africaine, dans l'espoir de développer des thérapies moins couteuses et culturellement mieux acceptées.

Par ailleurs, les universités et instituts de recherche jouent un rôle stratégique dans l'élaboration des politiques publiques. Grace à leur capacité à collecter, analyser et interpréter des données fiables, notamment à travers les registres de cancer et les enquêtes épidémiologiques, ils fournissent aux décideurs des éléments scientifiques essentiels à la définition des stratégies nationales de prévention, de dépistage et de prise en charge. Ils participent également à de nombreux groupes techniques et comités nationaux sur les cancers, offrant ainsi un appui technique précieux aux ministères de la santé.

Leur mission ne s'arrête pas aux murs du laboratoire ou de l'amphithéâtre. Les universités s'engagent aussi dans des actions de sensibilisation communautaire. Elles produisent des supports éducatifs, organisent des campagnes de prévention dans les langues locales et contribuent à élever le niveau de littérature en santé dans la population. Cette implication est essentielle pour lutter contre les idées reçues et les peurs souvent associées au cancer dans les communautés.

Enfin, la plupart de ces institutions s'inscrivent dans une dynamique de coopération régionale et internationale. Elles participent à des réseaux scientifiques africains et mondiaux, collaborent à des projets de recherche multicentriques, et bénéficient de financements et de transferts de compétences qui renforcent leur capacité d'action. Des exemples tels que l'Université Cheik Anta Diop de Dakar, l'Université de Makerere en Ouganda ou le Centre Universitaire de Yaoundé illustrent parfaitement cette ouverture vers le monde, tout en restant solidement ancrés dans les réalités locales.

En somme, les universités et les instituts de recherche locaux sont les architectes invisibles mais incontournables de la lutte contre le cancer en Afrique au sud du Sahara. Leur contribution permet de penser une réponse au cancer qui soit à la fois scientifique, adaptée, soutenable et souveraine.

Combler la grave pénurie de personnels en oncologie est primordial. Cela inclut à la fois la formation et la rétention des professionnels de l'oncologie hautement spécialisés (oncologues médicaux, chirurgicaux, radiothérapeutes, pathologistes) et le renforcement des capacités des non spécialistes de première ligne tels que les prestataires de soins primaires, les infirmières, les agents de santé communautaire, qui sont souvent le premier point de contact pour les patients. Des initiatives innovantes émergent pour combler ce fossé : l'Université virtuelle pour le Contrôle du cancer et le Réseau régional de formation (**VUCCnet**) de l'AIEA vise à améliorer le transfert de connaissances, le mentorat professionnel et l'apprentissage continu dans la région. **L'Organisation africaine de recherche et de**

formation en oncologie (**AORTIC**) soutient activement les programmes de formation en oncologie et favorise la collaboration internationale. Les programmes de formation à distance en soins infirmiers, tels que l'initiative **Global HOPE** au Malawi, en Ouganda et au Botswana, ont démontré leur succès dans l'amélioration des soins pour les enfants atteints de cancer. Les communautés de pratique virtuelles (**VCoOs**) telles que **l'Africa Cancer ECHO**, offrent des plateformes accessibles, abordables et flexibles pour l'apprentissage par les pairs, le réseautage professionnel et le partage des connaissances entre diverses parties prenantes. Au-delà de la formation, l'amélioration des conditions de travail, l'offre de salaires compétitifs et la proposition d'opportunités claires de progression de carrière sont déterminantes pour retenir le personnel médical formé en Afrique. La pénurie critique et la charge de travail accablante du personnel de lutte contre le cancer, constituent le goulot d'étranglement le plus important dans la prestation de soins de qualité. Investir dans le capital humain, c'est investir dans le fondement même du système de santé. L'émergence des plateformes d'apprentissage virtuel et à distance est une adaptation stratégique aux contraintes de ressources et aux disparités géographiques, rendant la formation spécialisée plus accessible et abordable. Cependant, la formation seule ne suffit pas ; elle doit être associée à des stratégies de rétention robustes pour prévenir la « fuite des cerveaux » et assurer la durabilité à long terme. Cela implique un engagement soutenu et multifacette envers le développement de la main-d'œuvre qui englobe non seulement la formation initiale, mais aussi le développement professionnel continu, des environnements de travail favorables et une rémunération équitable pour construire une main-d'œuvre en oncologie résiliente et motivée.

Financement durable et partenariats

La majorité des financements des soins contre le cancer dans les pays à revenu faible et intermédiaire d'Afrique proviennent des sources nationales, principalement des dépenses directes élevées des ménages. Le financement externe ne représente généralement qu'une petite proportion, sauf dans les nations les plus pauvres dépendantes de l'aide. Le mouvement mondial vers la couverture sanitaire universelle est crucial pour assurer une protection financière aux familles et garantir l'accès à un ensemble complet de services de santé, y compris les soins complexes contre le cancer. Des mécanismes de financement innovants gagnent du terrain pour répondre aux besoins en capital intensif. Le modèle de « paiement à l'usage » pour l'équipement de radiothérapie illustré par le partenariat Medaccss et Elekta, réduit considérablement les couts d'investissements initiaux pour les gouvernements et assure le service et la maintenance continus, accélérant ainsi l'accès à une technologie critique. D'autres propositions incluent les obligations de santé. Les partenariats public-privé se révèlent promoteurs pour améliorer l'accès aux soins contre le cancer et étendre l'infrastructure de santé, comme on le voit au Nigeria et en République démocratique du Congo avec **Roche**. Les investissements philanthropiques tels que l'initiative de 15 millions de dollars de la **Fondation Pfizer** pour améliorer les soins contre le cancer du sein au Rwanda, au Ghana et en Tanzanie, apportent un soutien vital aux efforts nationaux.

Le **Challenge Fund** contribue également à la lutte contre le cancer dans les pays en développement. Cependant, le financement de la recherche sur le cancer en Afrique reste faible et provient principalement de bailleurs de fonds internationaux (par exemple, les **NIH américains**), l'Egypte étant une exception notable pour un financement local significatif. La forte dépendance à l'égard des paiements directs est financièrement insoutenable et inéquitable, plongeant les familles dans la pauvreté. Bien que la couverture sanitaire universitaire soit l'objectif à long terme en matière de protection financière, sa réalisation pour les maladies complexes comme le cancer est difficile. L'importance stratégique de la diversification du portefeuille de financement est une observation clé.

Des modèles de financement innovants sont importants pour surmonter les couts d'investissement initiaux élevés des équipements essentiels, les rendant plus accessibles. De plus, la promotion et la structuration actives de partenariats public-privé robustes peuvent débloquer des capitaux, une expertise et une efficacité importante du secteur privé, qui sont vitaux compte tenu de l'ampleur des besoins en infrastructures et en prestation de services. Le déséquilibre dans le financement de la recherche signale également la nécessité d'un investissement local accru dans la recherche locale pour garantir des solutions spécifiques au contexte et renforcer les capacités scientifiques indigènes, réduisant ainsi la dépendance à l'égard des agendas externes.

Engagement communautaire et lutte contre la stigmatisation

Un engagement communautaire est nécessaire pour sensibiliser au cancer, dissiper les mythes prévalents et promouvoir l'adoption des services de détection précoce et des vaccinations. L'implication des leaders religieux et traditionnels, qui jouissent souvent d'une influence et d'une confiance significative au sein des communautés, est une stratégie puissante pour éduquer les populations, combattre la désinformation et encourager les comportements de recherche de soins. Mes messages d'éducation sur le cancer doivent être culturellement sensibles et adaptées aux normes et croyances locales pour instaurer la confiance et assurer une communication efficace. L'autonomisation des femmes à prendre des décisions autonomes en matière de santé ou à s'engager dans une prise de décision partagée avec leurs partenaires a démontré une augmentation significative de la participation au dépistage du cancer du col de l'utérus. Lutter contre la stigmatisation profondément enracinée associée au cancer, qui conduit à la dissimulation du diagnostic et au retard de traitement, est primordial pour améliorer les résultats.

L'impact profond des barrières socioculturelles, de la désinformation et de la stigmatisation signifie que la lutte contre le cancer ne peut se limiter au domaine biomédical. Elle doit s'intégrer activement au tissu social et culturel des communautés. La confiance profonde accordée aux leaders traditionnels et religieux offre un canal unique et puissant pour diffuser des informations précises, dissiper les mythes néfastes (par exemple le cancer comme conséquence d'une sorcellerie) et promouvoir les comportements de recherche et de soins. L'autonomisation des femmes dans les décisions de santé a un impact direct sur la participation au dépistage ; cela implique que la lutte efficace contre le cancer n'est pas seulement un défi médical, mais aussi un défi social, nécessitant des stratégies de communication culturellement compétente, des initiatives communautaires et une compréhension nuancée des contextes locaux pour instaurer la confiance et favoriser des comportements de santé proactifs.

Sans une communication adaptée, la lutte contre le cancer en Afrique restera partielle et inefficace, cette communication doit être continue, participative, culturellement ancrée et adaptée à la diversité des publics. Elle est un pilier essentiel de la prévention et du changement de comportement, et doit être pensée comme un investissement aussi stratégique que les infrastructures ou les médicaments.

Recherche et innovation

Il existe un besoin urgent d'accélérer la recherche sur le cancer en Afrique, pertinente au niveau local et spécifique au contexte, afin d'éclairer des stratégies efficaces de contrôle et de soins. L'intégration stratégique des technologies innovantes, telles que les solutions basées sur l'IA, peut optimiser la prestation des soins contre le cancer, réduisant potentiellement la dépendance à l'égard de grandes équipes de spécialistes et améliorant l'efficacité. Les plateformes mobiles et les outils numériques offrent un potentiel significatif pour étendre la portée des programmes de détection précoce et permettre un suivi en temps réel pour les registres du cancer, améliorant ainsi les capacités de surveillance.

Les communautés de pratique virtuelles et les plateformes de télémédecine sont des outils précieux pour faciliter le transfert des connaissances, l'apprentissage continu et le réseautage professionnel entre les professionnels de la santé, au-delà des divisions géographiques. Les défis uniques de l'Afrique, y compris les vastes distances géographiques et les contraintes de ressources, offrent l'opportunité de « sauter » les voies de développement traditionnelles en adoptant et en adaptant stratégiquement les technologies avancées.

L'IA, la santé mobile et la télémédecine peuvent aider à surmonter les obstacles liées aux pénuries de main-d'œuvre et à l'accès aux soins spécialisés. Cependant, cette adoption de l'innovation doit être associée à une recherche locale solide pour garantir que les solutions ne sont pas simplement importées, mais qu'elles sont adaptées aux contextes, culturellement sensibles et scientifiquement validées pour le cadre africain, évitant ainsi les conséquences imprévues. Cela implique un investissement stratégique dans l'innovation technologique et la capacité de recherche indigène pour construire des systèmes de soins du cancer résilients, efficaces et pertinents au niveau local.

Le tableau suivant résume les défis clés et les solutions stratégiques proposées pour la lutte contre le cancer en Afrique noire. Il est conçu pour être un résumé très utile et exploitable pour les décideurs politiques. En reliant explicitement chaque défi majeur identifié dans le rapport des solutions stratégiques concrètes et proposées, il fournit un cadre clair et concis pour l'intervention. Il consolide des informations complexes dans un format facilement compréhensible, permettant aux décideurs de saisir rapidement l'interconnexion des problèmes et la nature multifacette des solutions requises. L'inclusion d'identifiants de référence spécifiques fournit une traçabilité immédiate aux preuves sous-jacentes, renforçant la crédibilité et l'autorité du rapport. Ce tableau servira de guide pratique et de référence rapide pour la planification stratégique et l'allocation des ressources.

Tableau 2 : Défis clés et solutions proposées dans la lutte contre le cancer en Afrique noire

Défi majeur	Implication / impact clé	Solutions stratégiques proposées
Lacunes dans les systèmes de données et registre du cancer	Planification entravée, suivi inefficace, allocation de ressources non optimisée	Investissement durable dans les registres du cancer et les systèmes de statistiques vitales
Infrastructure de santé inadéquate et accès limité aux équipements	Mauvais résultats de survie, accès limité aux traitements essentiels (radiothérapie)	Financement innovant pour l'équipement (ex : modèle « paiement à l'usage »), développement des centres spécialisés
Pénurie critique de personnel de santé qualifié en	Main-d'œuvre surchargée, épuisement	Développement et rétention complet des RH, formation via

Défi majeur	**Implication / impact clé**	**Solutions stratégiques proposées**
oncològie	professionnel, faible qualité de soins, fuite des cerveaux	plateformes virtuelles, amélioration des conditions de travail
Diagnostic tardif et faible accès aux programmes de dépistage	Taux de mortalité élevé, opportunités manquées de traitement curatif	Campagne de sensibilisation ciblée, programme de dépistage organisé, amélioration des capacités de diagnostic de base
Coût élevé des soins et impact financier sur les ménages	Ruine financière des familles, abandon des thérapies, inégalité d'accès	Extension de la Couverture Sanitaire Universelle (CSU), mécanisme de protection financière
Barrières socioculturelles, désinformation et stigmatisation	Retard des soins, dissimulation du diagnostic, faible participation au dépistage	Engagement communautaire, implication des leaders religieux/traditionnels, messages culturellement adaptés
Priorisation des maladies infectieuses au détriment des MNT	Allocation de ressources déséquilibrée, système de santé sous-équipé pour le cancer	Intégration de la lutte contre le cancer dans les stratégies de santé publique globale, reconnaissance du double fardeau
Financement de la recherche insuffisant et dépendance externe	Solution non spécifique au contexte, capacité scientifique locale limitée	Augmentation du financement national de la recherche, promotion de la recherche locale

VII. Recommandations clés pour l'action

La lutte contre le cancer en Afrique subsaharienne exige une approche stratégique et coordonnée, avec des priorités claires pour les actions immédiates et à long terme.

Accélérer la vaccination (Priorités immédiates (impact rapide))

Il est impératif d'intensifier massivement les programmes de vaccination contre le papillomavirus humain (HPV) et le virus de l'hépatite B (VHB). La stratégie de la dose unique pour le HPV doit être exploitée pour maximiser la portée de l'impact. Ces vaccins représentent des outils de prévention primaire hautement rentables et peuvent prévenir un nombre considérable de cas de cancer du col de l'utérus et du foie, qui sont parmi les plus fréquents dans la région.

Campagnes de sensibilisation ciblées

Le lancement de campagnes de sensibilisation généralisées et culturellement sensibles est essentiel pour dissiper les mythes, combattre la stigmatisation et promouvoir le dépistage précoce des cancers à forte incidence comme le cancer du sein et le cancer du col de l'utérus. Ces campagnes doivent être conçues pour s'adapter aux contextes locaux et engager les leaders communautaires et religieux pour une meilleure résonnance.

Améliorer le diagnostic de base

Des investissements urgents sont nécessaires dans les outils de diagnostic de diagnostic rapide et le renforcement des services de pathologie de base à des niveaux décentralisés. Cela permettra de réduire les retards de diagnostic, d'améliorer la précision des diagnostics et d'assurer que les patients reçoivent des soins en temps opportun, un facteur déterminant pour de meilleurs résultats de survie.

Financement innovants pour l'équipement

Il est fondamental d'explorer et de mettre en œuvre activement des modèles de financement innovants, tels que le modèle de « paiement à l'usage » pour l'équipement de radiothérapie. Ces modèles permettent de surmonter les couts d'investissement initiaux élevés et d'accélérer l'accès à des technologies majeures, en assurant également la maintenance et le bon fonctionnement des équipements sur le long terme.

Priorités à long terme (impact durable)

Elaboration et financement de PNLCC solides. Chaque pays doit développer, financer adéquatement et mettre en œuvre rigoureusement des plans nationaux de lutte contre le cancer complets. Ces plans doivent être pleinement intégrés aux cadres de la couverture sanitaire universelle, garantissant que les soins contre le cancer sont un bénéfice garanti et accessible à tous.

Renforcement du système des données

L'établissement et l'investissement durable dans des registres de cancer robustes et basés sur la population, ainsi que dans des systèmes de statistiques vitales dans tous les pays, sont fondamentaux. Cela permettra une planification, un suivi et une évaluation continus et fondés sur des preuves, essentiels pour mesurer les progrès et adapter les stratégies.

Stratégies holistiques de ressources humaines

La mise en œuvre de stratégies ambitieuses et à long terme pour le développement, le recrutement et la rétention des professionnels de l'oncologie à tous les niveaux (spécialistes et travailleurs de première ligne) est essentielle. Cela inclut l'exploitation des plateformes virtuelles pour la formation continue et l'amélioration des conditions de travail pour prévenir la fuite des cerveaux.

Partenariats stratégiques

Il est vital de favoriser des partenariats public-privé solides et diversifiés, ainsi que des collaborations internationales. Ces partenariats sont essentiels pour mobiliser les ressources, l'expertise et la technologie nécessaires au développement durable des infrastructures et à la prestation de services.

Soutien à la Recherche et à l'innovation

La recherche pertinente sur le cancer au niveau local doit être priorisée et financée pour générer des preuves spécifiques au contexte africain. L'intégration stratégique des technologies de santé numériques appropriées est également cruciale pour améliorer l'efficacité et l'accès aux soins.

Feuille de route pour les décideurs

Pour organiser efficacement la lutte contre le cancer en Afrique au sud du Sahara, les décideurs sont invités à suivre la feuille de route suivante :

1- **Consolider les systèmes de données** :

Allouer des investissements durables aux registres des cancers et aux systèmes de statistiques vitales pour une planification et un suivi fondés sur des preuves.

2- **Investir massivement dans la prévention** :

Mettre en œuvre des stratégies de prévention primaire complètes, avec un accent particulier sur l'intensification de la vaccination contre le HPV et le VHB.

3- **Améliorer la détection précoce et le diagnostic** :

Développer et étendre les programmes de dépistage organisés pour les cancers à forte incidence (sein, col de l'utérus) et améliorer l'accès aux services de diagnostic rapide et précis.

4- **Renforcer la capacité de traitement** :

Augmenter l'accès aux médicaments essentiels contre le cancer et investir stratégiquement dans les installations de radiothérapie et de chirurgie oncologique, en explorant des modèles de financement innovants.

5- **Développer le capital humain** :

Mettre en œuvre des stratégies ambitieuses de formation, de recrutement et de rétention des professionnels de l'oncologie à tous les niveaux, en tirant parti de la technologie pour l'éducation et le soutien.

6- **Lever les barrières socioculturelles** :

Concevoir et mettre en œuvre des campagnes de sensibilisation culturellement adaptées, en engageant des leaders communautaires et religieux pour combattre la stigmatisation et la désinformation.

7- **Assurer un financement durable** :

Plaider pour une augmentation du financement national, étendre la couverture de la santé universelle pour inclure les soins contre le cancer, et rechercher activement des partenariats diversifiés avec le secteur international et privé.

8- **Favoriser la recherche et l'innovation** :

Soutenir la recherche locale pour générer des preuves spécifiques au contexte et intégrer stratégiquement les technologies de santé numériques appropriées.

Conclusion : Vers un avenir sans le fardeau évitable en Afrique subsaharienne est une crise sanitaire et socio-économique profonde et en pleine escalade, menaçant la santé et le développement des millions d'individus. Les projections d'un doublement des cas et des décès d'ici 2040 soulignent l'urgence absolue d'une action concertée. Bien que les défis soient importants et multiples, allant des lacunes en matière de données et d'infrastructures aux pénuries de personnel qualifié, aux couts prohibitifs et aux barrières socioculturelles, la voie vers un contrôle efficace du cancer est claire, fondée sur des preuves et réalisable.

La mise en œuvre d'une approche coordonnée, multisectorielle et culturellement sensible est impérative. Cela implique une intégration harmonieuse de la prévention primaire (notamment par la vaccination à grande échelle contre le HPV et le VHB), de la détection précoce (via des programmes de dépistage organisés et des diagnostics renforcés), d'un traitement accessible et de qualité (y compris la radiothérapie et les médicaments essentiels), et les soins palliatifs dignes. Ces efforts doivent être soutenus par un renforcement systémique de la gouvernance nationale, un investissement soutenu dans le développement des ressources humaines, des mécanismes de financement durables et diversifiés, un engagement communautaire profond pour lutter contre la stigmatisation, et une promotion de la recherche et de l'innovation adaptée au contexte africain.

En reconnaissant le caractère unique des défis de la région et en exploitant les opportunités d'innovation et de collaboration, l'Afrique noire peut non seulement atténuer l'impact dévastateur du cancer, mais aussi bâtir des systèmes de santé plus résilients et équitables pour l'avenir. Un investissement soutenu, des partenariats solides et une action collaborative de toutes les parties prenantes sont essentielles pour alléger les souffrances, sauver des vies et, à terme, progresser vers un avenir où le fardeau évitable du cancer ne freine plus le potentiel humain et le développement du continent.

Chapitre 13

Pourrait-on vaincre le cancer un jour

Le cancer est l'un des fléaux de notre époque. Il a causé plus de 10 millions de décès en 2020. Sa prévalence est en constante augmentation. D'ici les années 2050, le nombre de nouveaux cas devrait augmenter d'environ 70 pourcent. Cette expansion se déroulera certainement dans les pays pauvres comme ceux de l'Afrique au sud du Sahara. Cette augmentation du nombre de cas s'explique par la croissance démographique, l'accroissement de l'espérance de vie et le transfert des facteurs de risque de cancer tels que le tabagisme du monde développé vers les pays en développement, mais aussi par des facteurs environnementaux, dont la pollution atmosphérique.

En septembre 2022, **Joe Biden** dotait les USA d'un objectif ambitieux : en finir une bonne fois pour toutes avec le cancer. Si la bataille est loin d'être gagnée, plusieurs avancées technologiques donnent bon espoir.

La médecine a permis des progrès non négligeables. Seulement, un cancer sur deux était guéri il y a 30 ans, contre deux cancers sur trois aujourd'hui. Nous sommes capables en outre de permettre aux malades atteints des formes graves de vivre plus longtemps avec une meilleure qualité de vie. Ainsi, grâce aux progrès de la médecine, le cancer est aujourd'hui une maladie chronique, avec des patients que l'on traite sur plusieurs années, voire plusieurs décennies.

Face aux immenses défis posés par les avancées de la science et la nécessité d'aider les personnes atteintes de cancer, transformer l'approche scientifique, médicale, technologique et sociétale de la cancérologie devient une exigence. Il va falloir prévenir et soigner autrement pour défier les pronostics et offrir un futur à chaque malade. Il faudra intervenir à toutes les phases de la maladie, y compris les plus précoces dans le domaine de la prévention et pour intercepter le cancer avant même qu'il n'apparaisse ou avant qu'il ne devienne difficile à soigner. C'est déjà le cas aujourd'hui à l'Institut Gustave Roussy en France.

Après la décennie du génotypage et des thérapies ciblées en 2000, la décennie de l'immuno-oncologie en 2010, nous entrons aujourd'hui dans l'ère des combinaisons de médicaments et l'ultra personnalisation en offrant à nos malades des parcours de soin sur mesure.

Dépister selon les risques personnels, diagnostiquer plutôt et plus vite, proposer des traitements personnalisés qui augmentent les chances de guérison, anticiper les rechutes ou les toxicités des traitements en identifiant dès la prise en charge des patients à risque augmenté de récidive et de séquelles, personnaliser l'accompagnement de chaque patient pour une meilleure qualité de vie après le cancer, notamment grâce au digital et à l'IA, tels sont les défis du futur.

La prise en charge des cancers tend vers des soins moins invasifs, plus sophistiqués et une moindre présence du patient à l'hôpital. Le malade sera de plus en plus acteur de sa prise en charge. Il va falloir former les soignants à s'adapter aux nouvelles exigences du malade, pour mieux l'informer pour en faire un vrai partenaire de soins. La médecine de demain placera le patient au cœur de sa prise en charge et obligera tous les acteurs en lien avec le malade, à repenser le système de soins de façon intégrée.

Les établissements de soins devront prendre le train des nouvelles technologies en marche. Ils devront accompagner l'évolution de la prise de décision clinique appuyée par des analyses de données massives, automatiser leur gestion.

D'ici quelques années, la proportion de traitements médicamenteux par voie orale devrait passer du simple actuellement au double dans 50 ans. Avec les traitements par voie orale, les malades seront de plus traités à domicile.

La lutte contre le cancer a connu des avancées remarquables depuis une trentaine d'années. Nous avons été témoins de ces progrès multiformes lorsque nous étions candidat résident dans le service de médecine interne, du Professeur Jean Klastersky, à l'institut Jules Bordet, Centre des Tumeurs de l'Université Libre de Bruxelles en Belgique, au milieu des années 1980. Ces immenses progrès ont permis de doubler le taux de survie des cancéreux.

Le cancer n'est pas une maladie unique, mais un terme désignant des centaines de maladies différentes. Les cancers portent des noms et prénoms différents. Chaque cancer est différent. Chaque tumeur maligne croit et se développe de manière incontrôlée. Une seule tumeur peut contenir des milliards des cellules qui ont une capacité à se modifier, à muter et à générer de nouvelles variations génétiques, en se divisant au gré de la croissance et du développement de la tumeur. En conséquence, la guérison du cancer est donc très complexe. Nous, oncologues, avons mission d'arrêter une cible en perpétuelle évolution.

Depuis le premier séquençage du génome humain en 2001, le développement des nouvelles technologies à haut débit ainsi que la diminution du coût du séquençage ont permis des avancées importantes en oncologie. La caractérisation moléculaire des cancers a notamment permis d'identifier des anomalies oncogéniques clés au cours du processus tumoral, permettant le développement des stratégies thérapeutiques personnalisées (P Saintigny).

La révolution du Big Data et de l'intelligence artificielle permet de transformer la médecine et en particulier la lutte contre les cancers.

Les grands centres hospitaliers à travers le monde ont un rôle majeur à remplir dans cette transformation, car ils concentrent les bases de données les plus riches et les plus proches de la réalité clinique.

Dans le domaine de l'aide au diagnostic et de la prédiction de la réponse au traitement, ou afin de mieux déterminer le risque de récidive, le principe consiste à utiliser les technologies de machine-learning, de deeplearning pour l'analyse automatique des textes, des images et des données de séquençage. Sommes-nous aujourd'hui capables d'en extraire des données exploitables pour faire progresser nos connaissances ? Préalable à cette exploitation, de nombreux problèmes doivent être résolus : d'ordre juridique comme l'accès aux données, la question de leur propriété, les problèmes de confidentialité et de consentement du patient ; d'ordre technique comme la qualité des données-sources, leur inter opérabilité et leur intégration (**A Livartowsky).**

Le machine-learning ou apprentissage automatique est un champ d'étude de l'IA qui vise à donner aux machines la capacité d'apprendre à partir des données, via des modèles mathématiques.

Le deeplearning est un sous-ensemble du machine-learning, où les réseaux neuronaux artificiels, des algorithmes conçus pour fonctionner comme le cerveau humain apprennent à partir de grandes quantités de données.

L'intelligence artificielle (IA) couplée au Big data sont aujourd'hui utiliser pour combattre le cancer. En oncologie, l'IA est un grand espoir par sa faculté à compiler une importante quantité de données et à émettre des hypothèses diagnostiques et thérapeutiques pertinentes permettant l'essor de la médecine personnalisée. L'IA est l'ensemble des théories et techniques mises en œuvre pour réaliser des machines capables de simuler l'intelligence humaine. En oncologie, ses applications se déclinent dans de nombreux domaines : épidémiologie, dépistage, traitements et suivi des malades.

Les principales applications sont :

- Prédire le risque et la survie ;
- Automatiser les traitements de radiothérapies ;
- Améliorer le suivi des patients.

L'IA est donc une machine qui a la capacité de mimer des fonctions cognitives humaines telles que l'apprentissage ou la résolution de problèmes.

Les Big Data désignent des ensembles de données qui deviennent si volumineux qu'ils sont difficiles à traiter avec les seuls outils classiques de gestion de l'information. Les Big Data désignent aussi l'ensemble des technologies, infrastructures et services permettant la collecte, le stockage et l'analyse des données recueillies et produits en nombre croissant grâce à des traitements automatisés et le recours aux technologies de l'IA.

Ces données massives sont des jeux de données extrêmement larges, complexes, multidimensionnels, non structurés qui proviennent des sources cliniques, biologiques, sociales et environnementales.

En pratique, les Big Data permettent de détecter ce qui avant passait inaperçu. Grace à des analyses de plus en plus rapides et dynamiques, les Big Data permettent de mettre en évidence des anomalies qui autrefois seraient passées inaperçues.

Ces données permettent d'évaluer leur capacité prédictive. Les Big Data en recherche biomédicale permettent le rapprochement des données diverses issues des domaines différents et complémentaires et de l'utilisation secondaire des données pour alimenter des processus d'apprentissage.

En cancérologie, les Big Data conduisent vers une médecine personnalisée basée sur une analyse des caractéristiques de la tumeur de chaque patient et de la constitution génétique du patient lui-même.

Des découvertes en biologie, dans les thérapies ciblées et l'immunothérapie, ont permis des avancées considérables dans le traitement du cancer. Malgré ces énormes progrès, le cancer demeure une énorme préoccupation en santé publique. Il existe aujourd'hui une nouvelle discipline au carrefour des mathématiques, de l'informatique, de la biologie et de la médecine dont le but est d'appliquer ses progrès au cancer : l'IA.

Cette nouvelle discipline, l'IA, et cancer se heurtent au fait que le cancer n'est pas une entité unique. Plus nous avançons dans la compréhension des mécanismes moléculaires, plus les classifications aboutissent à des maladies dont le nombre de cas se réduit, tel que cela a été rapporté dans Bull AcadNatl Med 206 en 2022.

Le cancer serait devenu une famille multiple de maladies orphelines. A titre d'exemple, les sarcomes représentent moins de 1 pourcent de l'ensemble des nouveaux cas de cancers en France avec 4000 nouveaux cas chaque année et plus de 150 sous-types identifiés à ce jour. En ce qui concerne les carcinomes, entité la plus fréquente, il est difficile d'identifier le nombre de sous-types tant les classifications évoluent et changent très vite en raison du volume des connaissances issues de la biologie. L'IA permet parfois de faire aussi bien et plus vite ce que sait faire un cerveau humain : reconnaitre une tumeur ou compter les cellules. L'IA permet d'aller au-delà de ce qu'un cerveau humain est capable de faire grâce à la puissance des machines en analysant des quantités de données considérables. L'IA permet d'aller plus loin dans la recherche, les soins et la compréhension de la maladie. La question qui se pose aux cliniciens, c'est l'utilisation de l'IA en pratique, dans les soins au bénéfice du plus grand nombre.

La plupart des travaux publiés montrent des résultats probants, que ce soit dans l'aide au diagnostic, la prédiction ou en appui à la recherche de nouveaux médicaments. L'IA permettrait de mieux soigner, mieux comprendre la maladie cancéreuse, vaincre le cancer.

L'IA, malgré les grandes opportunités qu'elle offre dans le domaine de la médecine, est aussi porteuse de risque pour les utilisateurs. En 2024, **Nikolaos Siakafas** et **Eirini**

Vasarmidi ont publié dans la revue **Pneumon** un article portant sur les risques de l'IA en médecine : ces risques portent actuellement sur l'utilisation abusive des données. En effet, en utilisant des algorithmes spécifiques qui nécessitent de grands ensembles des données pour améliorer leur précision (spécificité/sensibilité), ce processus comporte un risque important en ce qui concerne la sécurité, la confidentialité des données sensibles des patients. Aujourd'hui, le risque de piratage de ces ensembles des données aurait considérablement augmenté en raison semble-t-il des sociétés pharmaceutiques ou d'assurances. Par ailleurs, le piratage des dossiers des patients pourrait faire partie d'une cyber attaque. Un autre problème soulevé par ces deux auteurs est celui du biais dans les données. En effet, lors de la collecte des données, intentionnellement ou non, certaines minorités, races, ethnies ou sexes, peuvent être déformées. Par conséquent, ces algorithmes sont biaisés et ne représentent pas correctement la population générale.

Cet effet de biais pourrait semble-t-il être amplifié par la réticence des soignants, des hôpitaux ou d'autres organismes de santé à fournir les dossiers médicaux des malades par crainte de fuite de sécurité. Selon ces mêmes auteurs, un autre danger important de l'utilisation abusive des données médicales est l'effet d'empoisonnement des données, qui fait référence à la manipulation délibérée des données médicales pour introduire des erreurs ou des biais dans les soins de santé. Cela aurait de graves conséquences sur l'exactitude et la fiabilité des recommandations médicales. Cela pourrait faire l'œuvre de malveillance et affecter les résultats des essais cliniques.

Selon **Marie-Christine Jaulent,** de l'**INSERM**, l'IA court le risque de ne pas pouvoir anticiper les mutations à venir. Elle s'interroge sur le bienfondé de ces innovations qui doivent apporter une réelle plus-value au médecin et au patient. Quel pourrait être l'impact sur la relation patientmédecin ? La réponse à ce questionnement est que nous allons tout droit vers une relation tripartite entre le médecin, le patient et l'IA. Demain, le plan de prévention d'un patient sera construit à partir des connaissances du médecin, la personnalisation du patient et les systèmes qui les assisteront. Les objets connectés de surveillance permettront un meilleur suivi du patient. Cependant, il faut craindre le risque de surveillance excessive qui peut être source de stress pour les patients.

Il en est de l'IA prédictive qui est intéressante pour le médecin, mais anxiogène pour le malade. L'usage de toutes ces technologies doit bénéficier d'un accompagnement humain personnalisé. A terme, l'incorporation de l'IA dans la médecine pourrait engendrer une dépendance envers l'automatisation. Il faut signaler que le développement de l'IA va supprimer dans une dizaine d'années un peu plus de 350 millions d'emplois non automatisés selon Goldman Sachs. La menace principale de l'IA serait la réduction des compétences du médecin.

Cette dépendance pourrait affecter la capacité des praticiens à délivrer des diagnostics avisés sur la base des signes détectables des symptômes.

Telle que l'IA est conçue aujourd'hui, des scientifiques pensent qu'elle pourrait mettre en danger l'approche holistique de la santé, car les technologies basées sur l'apprentissage des machines se concentrent davantage sur les mesures quantitatives au détriment d'éléments plus difficiles à décrire. Il nous reste encore à franchir d'autres étapes si l'IA serait intournable demain dans la prise en charge des malades.

La nature complexe des cancers, la stratégie d'utilisation des Big Data est très différente de la stratégie que l'on met en œuvre pour d'autres pathologies. En ce qui concerne le cancer, un patient peut avoir plusieurs milliers de paramètres, alors qu'il y aurait seulement quelques patients similaires à étudier, car chaque cancer est unique. Actuellement, les chercheurs utilisent les données issues des Big Data pour analyser le cancer à trois niveaux :

- Cellule : analyse des données individuelles des cellules cancéreuses et mise en évidence de biomarqueurs génétiques. La découverte de ces particularismes pourrait aider à prédire ces modifications génétiques et adapter l'approche thérapeutique ;
- Patient : les antécédents médicaux du patient et les données relatives à son ADN pourraient être utilisés pour définir la meilleure association thérapeutique pour ce patient, en fonction de la tumeur, de ses gènes, et des effets des traitements sur des patients présentant des pathologies et des caractéristiques génétiques similaires.
- Population : des données couvrant une grande population peuvent être analysées et servir de base aux stratégies thérapeutiques destinées aux patients, en fonction de leur mode de vie, leur situation géographique et les types de cancers.

L'objectif de ces différentes stratégies est de permettre aux cancérologues de proposer, pour chaque malade, un traitement médical personnalisé, ciblant des cellules cancéreuses spécifiques, tout en limitant le risque d'effets secondaires graves.

Tous ces progrès technologiques ouvrent-ils une voie optimiste pour la guérison de tous les cancers ? Pour prétendre répondre à cette question, il faut se placer sur une échelle longue de temps. Nombreux oncologues optimistes pensent que nous arriverons à guérir toutes les affections cancéreuses dans cinquante, voire cent ans, puisque nous disposons aujourd'hui de plusieurs pistes thérapeutiques. De plus, nous avons actuellement une meilleure compréhension des processus qui aboutissent au développement d'un cancer et, surtout, à son évolution.

Au-delà du rêve qui deviendra peut-être réalité à propos de la guérison des cancers dans 50 ans, qu'ai-je observé en 30 ans d'exercice de la cancérologie ?

Dans les années 1990, le développement des anticorps monoclonaux fut une grande avancée thérapeutique.

Parmi ces anticorps monoclonaux, on peut citer le rituximab qui permet aujourd'hui de mieux certains lymphomes (cancers qui affectent certains globules blancs. Au cours des années 2000, sont apparues les thérapies ciblées, qui visent des mécanismes propres aux cellules tumorales. Les années 2010 ont été marquées par l'émergence de l'immunothérapie, qui stimule les défenses immunitaires contre les cellules cancéreuses.

Il s'agit d'un grand pas vers la guérison d'un grand nombre de cancers. L'immunothérapie permet de modifier l'évolution du cancer, et même d'apporter une réponse complète pour certains cancers ; Cependant, elle ne fonctionne pas sur tous les cancers. Ces différents progrès sont observés tous les 10 ans ; cela me laisse à penser que nous arriverons à guérir tous les cancers dans 50 ans, voire 100 ans, car nous disposons de nos jours plusieurs pistes thérapeutiques.

Depuis une vingtaine d'années, la lutte contre le cancer a énormément progressé. Si le nombre de nouveaux cas ne recule pas, la médecine soigne de mieux en mieux le cancer. L'un des principaux enjeux est le diagnostic précoce de la maladie. Plus tôt le cancer est identifié, meilleures sont les chances de guérison.

Selon **Laurent Alexandre**, chirurgien urologue, fin connaisseur de l'IA et des Big Data, le cancer serait maitrisé à l'horizon 2030. Dans son livre, *La défaite du cancer*, il dit, je cite : « c'est le moment où l'analyse génétique des tumeurs et les nouveaux types de thérapies fonctionneront à plein. On aura des traitements personnalisés en fonction des caractéristiques génétiques des tumeurs, ce qui est déjà le cas dans la prise en charge thérapeutique de la plupart des cancers. Et il y aura des dépistages très précoces, en séquençant le sang des gens pour repérer la présence d'une tumeur bien des années avant qu'elle ne soit visible au scanner par exemple ». Toujours selon Laurent Alexandre, ce ne sont pas les médecins qui seront responsables de cette victoire, mais plutôt les informaticiens. Ce sont les nanotechnologies et l'augmentation de la puissance informatique qui permettront de faire reculer le cancer de façon significative dans les 15 années à venir.

Il faut analyser 20.000 milliards d'informations pour analyser les caractéristiques génétiques d'une tumeur. Il faudra traiter chaque cancer avec une thérapie sur mesure.

C'est maintenant permis par l'explosion des capacités informatiques. Pour comprendre l'ennemi, il faut connaitre ses faiblesses, ses caractéristiques. Le Big Data sera la principale arme contre le cancer (interview journal 20 minutes).

Cependant, nous devrions faire l'économie de notre optimisme de venir à bout des cancers tel qu'est mon souhait. Le chemin à parcourir comporte encore beaucoup d'impondérables. En effet en 2023, répondant à la question : comment serons-nous soignés dans 50 ans ? un groupe d'experts dont **René Rohrbeck de l'EDHEC, Business school,** nous ont livré leurs sentiments que je me permets de vous présenter :

Alors que nous restons dans un état dans lequel les produits ou les médicaments sont testés par leur utilisation active par un large public, les ventes d'appareils électroniques intelligents portatifs continueront à augmenter grâce aux progrès des capteurs à l'IA et la prolifération 5 G.

Les données générées par les appareils personnels seront également de plus en plus transférés vers des appareils professionnels. Cela permettra aux médecins de traiter leurs patients de manière plus holistique.

Les systèmes de santé financés par l'Etat étant de plus en plus soumis à des tensions considérables, les acteurs et systèmes de santé privés gagneront en importance dans le monde. On peut s'attendre à ce que ces derniers stimulent l'Innovation dans le secteur privé, en s'appuyant sur des capteurs intelligents, des registres facilement accessibles, ou des technologies **Blockain** et des dossiers numériques individuels.

Ces experts s'attendent également à ce que l'impact du changement climatique crée de nouveaux problèmes de santé, en particulier dans les régions les plus vulnérables du monde. La poursuite des découvertes sur le génome humain devrait conduire à une accélération du développement de la médecine personnalisée. Les médecins pourront ainsi mieux anticiper les pathologies de leurs patients et se préparer à la probabilité que se déclenche une maladie génétique.

En s'appuyant sur la pharmacogénomique, c'est-à-dire l'étude de la façon dont les gènes affectent la réponse d'une personne aux médicaments et tenant compte du profil génétique du patient, les médecins pourront ajuster le dosage du médicament pour une efficacité maximale et des effets secondaires minimaux.

Les nouvelles technologies permettront également aux spécialistes de traiter avec finesse des parties très réduites du corps humain, ce qui réduira considérablement les complications liées et les effets secondaires aux traitements. Il est attendu que l'utilisation des nanoparticules pour le microdosage en tant que moyen d'administration des médicaments personnalisés prolifère. Les remèdes très efficaces auront toutefois un prix et les soins de santé de haute technologie seront réservés à ceux qui pourront se les offrir. A mesure qu'elles s'accroitront, les disparités risqueront d'entrainer des conflits sociaux. Cette tendance persistera au fur et à mesure que le changement climatique mondial s'accentuerait.

Ces experts prévoient un bon en avant significatif dans le domaine de la médecine. Cependant, ils n'envisagent pas nécessairement une guérison complète de tous les types de cancers.

Ils prévoient par ailleurs des progrès dans les méthodes diagnostiques et thérapeutiques qui permettront de traiter avec succès un pourcentage plus élevé de patients porteurs de cancer pour lequel le diagnostic sera établi précocement.

Depuis une vingtaine d'années, je parle de la médecine du futur. Je fais partie de ceux qui pensent que les métiers vont profondément connaitre des changements dans les décennies à venir. L'IA et les Big data occuperont tellement d'espace qu'il faudra craindre la robotisation à grande échelle de la médecine.

Il y aura par exemple demain de moins en moins de chirurgiens, de biopathologistes, des radiologues et des médecins spécialistes d'organes ainsi que des médecins généralistes. La Chine pendant l'épisode de la Covid-19 nous a montré comment les robots apportaient en salle des malades isolés des repas.

On peut faire un peu de fiction en disant que demain, nous n'aurons plus besoin d'une prise de sang pour l'analyse de nos paramètres biologiques.

L'exemple des patchs appliqués sur le bras pour déterminer la glycémie est suffisamment parlant. Demain, le malade s'adressera à une machine pour lui présenter ses symptômes. Après analyse de ceux-ci, la machine demandera des examens complémentaires qui seront faits sur une autre machine, pour l'établissement du diagnostic.

La machine, en fonction du diagnostic établi, prescrira au malade des médicaments qu'il ira choisir à la banque des médicaments, comme on le fait avec les distributeurs de billets d'argent. Je rêve que nous ayons dans une cinquantaine d'années, des distributeurs de médicaments qui s'exécuteront dès que les malades se présenteront à eux. Tout cela reste du domaine de la **fiction**.

Honnêtement, bien qu'il soit peu probable que tous les cancers soient guéris d'ici à 2050, on peut s'attendre à des avancées majeures dans la prévention, le diagnostic et le traitement, ce qui améliorera considérablement les taux de survie et la qualité de vie des patients atteints de cancer. Guérir tous les cancers d'ici 2050 est un objectif ambitieux, mais partiellement atteignable. L'idée de guérir en effet tous les cancers, bien qu'inspirante, reste aujourd'hui peu réaliste au regard de la complexité biologique des cancers et des défis persistants.

En effet, le terme « cancer » recouvre plus de deux cents maladies aux mécanismes variés, aux comportements cliniques imprévisibles, et dont certaines comme les tumeurs cérébrales agressives ou les cancers du pancréas, échappent encore largement aux traitements actuels. A cela s'ajoutent la résistance aux thérapies, les diagnostics encore trop tardifs, et les inégalités de soins, particulièrement marquées dans les pays à faibles ressources. Pour autant, les progrès sont réels et porteurs d'espoir. Grace aux avancées en immunothérapie, en médecine de précision, aux outils de dépistage précoce fondés sur l'IA où les analyses génériques, une part croissante des cancers peut désormais être détectée plus tôt, mieux traitée, voire guérie. Les perspectives à l'horizon 2050 laissent entrevoir un monde où certains cancers seront devenues de maladies chroniques contrôlables, et ou les chances de guérison auront considérablement augmenté, notamment pour les cancers fréquents dépistés précocement.

L'objectif ne sera donc peut-être pas de tout guérir, mais de faire du cancer une maladie moins mortelle, mieux prévenue, mieux comprise, et mieux vécue.

Enfin, pour 2050, l'approche intégrative de la santé nous permettra de limiter les prescriptions des molécules. Nous devrions avoir une santé pas seulement orientée vers la maladie, mais surtout vers le malade. L'essentiel ne sera pas de faire une prédiction juste, mais de rendre possible que le cancer n'existe plus.

Chapitre 14

Le centre de cancérologie tel que j'aurai voulu

Le premier service de cancérologie médicale du Congo-Brazzaville a été installé dans l'enceinte de l'hôpital général devenu Chu de Brazzaville en 1981 par le Professeur Charles Gombé Mbalawa. De 12 lits à l'ouverture, ce service compte actuellement 28 lits. Avant l'arrivée des hématologues au Chu, en dehors des cancers solides, nous nous occupions aussi des hémopathies malignes. Devant une intense activité oncologique dans le pays, en 1998, il fut créé le premier diplôme de cancérologie médicale en Afrique francophone au sud du Sahara, ce pour répondre au faible nombre des oncologues dans la sous-région. Ainsi plusieurs médecins venant du Congo-

Brazzaville, du Sénégal, de la Cote d'Ivoire, de la Guinée Conakry, du Mali, du Bénin, de la République centrafricaine, du Cameroun, du Gabon, du Burkina Faso et de la République démocratique du Congo furent formés. Ce capital humain a permis à ces pays de mieux organiser la prise en charge des patients porteurs des cancers. Il faut relever que nombreux de ces oncologues sont devenus de grands universitaires dans leurs pays respectifs sous le label CAMES. Depuis, plusieurs écoles doctorales en cancérologie médicale ont vu le jour en Côte d'Ivoire, au Gabon et au Cameroun. Dans ces 3 pays, des centres anticancéreux dignes de ce nom ont été construits et cela permet de prendre efficacement en charge les patients dans un environnement uniforme. Qu'en est-il du Congo-Brazzaville ?

De 1981 à 2025, le service de cancérologie médicale n'a pas connu une réelle mutation. Il est resté ancré à l'intérieur du Chu alors que l'idéal serait que le gouvernement de la république mette à notre disposition un véritable centre anticancéreux dans lequel seraient logés tous les acteurs qui prennent part à la lutte contre le cancer dans notre pays. Qu'aurais-je pu faire s'il m'avait été donné d'être un décideur ?

Ma vision

J'implanterai le centre ou l'institut du cancer dans un campus moderne, à côté d'un nouveau Chu adapté à la médecine moderne où il existerait des circuits de la robotisation, car demain, les médecins seraient de moins en moins nombreux pour prendre en charge les malades, l'IA et les big data aidant. Je me proposerais à l'instar de ce que l'on a fait à Libreville pour l'hôpital Jeanne Ebori, de raser le Chu actuel qui est vieillot et moins fonctionnel. De plus, il n'offre pas de nouvelles possibilités d'implantation des nouveaux services. Il faut se souvenir que l'actuel Chu de Brazzaville est implanté dans une aire qui part du service de psychiatrie au Sud et les rails de chemin de fer au Nord, puis de l'école située à côté de la morgue municipale à l'Ouest et de la rue Mbochis à l'Est. La société Soprogy (une société immobilière appartenant à l'Etat a construit il y a une quarantaine d'années de nombreux logements, le quartier étant appelé OCH. Ce qui revient à dire que le site des sapeurs-pompiers, l'OEGC et toutes les maisons en contre-bas du rail sont situés sur le site que Chu partagerait avec l'Université Marien Ngouabi.

Avant de proposer la démolition de l'actuel Chu et les maisons ayant squatté l'espace Chu-Université, il faudra que le gouvernement de la république s'arme intellectuellement et socialement pour organiser une grande rencontre citoyenne avec tous occupants des maisons de l'OCH d'une part, et d'autre part des particuliers qui, sur la base d'une bonne foi, ont bâti également sur cet espace.

Les négociations seront certes rudes, difficiles, mais un pays visionnaire doit se faire violence et arriver à obtenir que tout ce monde libère cet espace. Il faudra penser à reloger tous ceux qui seront délocalisés et les accompagner financièrement pour éviter toute grogne sociale.

Une fois la démolition de tous ces bâtiments terminée, il faut ériger un campus aux normes internationales. Le nouveau chu qui y sera construit comportera environ 400 lits. Ce sera l'endroit où seront implantés tous les services spécialisés en dehors des services de pédiatrie et de gynécologie qui rejoindront l'Hôpital mère-enfant Blanche Gomès.

Dans ce nouveau Chu, il faudra mettre en place le circuit de la robotisation chirurgicale, ce pour coller à la modernité. Les salles devront être aménagées sur un même pallier pour toute la médecine interventionnelle (cardiologie, gastroentérologie, etc.). Le service de chirurgie polyvalente sera supprimé pour être remplacé par les services de chirurgie cardiovasculaire et de neurochirurgie. Pour la dispensation des médicaments aux malades, il sera créé un circuit automatisé qui reliera la pharmacie hospitalière à tous les services médico-chirurgicaux.

L'aire des consultations externes sera installée sur le même palier que la zone des explorations endoscopiques (pneumologie, gastroentérologie, orl et urologie). Les autres explorations seront aménagées du côté de l'imagerie médicale et de la médecine nucléaire.

L'objectif est de rendre ce Chu compétitif et efficace pour que nos malades ne soient plus évacués à l'extérieur du pays. Nous pourrions nous inspirer, au besoin, des Chu du Maroc comme de ceux du Bénin et Burkina-Faso. Il ne faudra surtout pas faire l'économie des compétences étrangères pour pouvoir arriver à nos fins.

Sur cette aire du campus, il faudra ériger la faculté de médecine, car l'actuelle faculté est locataire sur le site du collège technique. Cette faculté devra accueillir en première année plus de 500 étudiants en médecine. Cela suppose quelques amphithéâtres et plusieurs salles de cours. Cette faculté aura le mérite de mettre à la disposition du gouvernement chaque année, entre 200 et 250 médecins qui couvriront tous les postes où ils sont attendus. Dans cette faculté, on installera toutes les formations postdoctorales pour que nous n'ayons plus recours aux autre pays pour la spécialisation de nos médecins. Les stages à l'étranger obéiront à un cahier de charges que le chu proposera aux différents animateurs des services médico-chirurgicaux.

Depuis l'indépendance du Congo-Brazzaville, nous ne disposons d'aucune faculté de pharmacie. Ce sera l'occasion d'en implanter une sur ce campus. Les ministères de l'Enseignement supérieur et de la Santé s'organiseront pour élaborer ce projet avec les pharmaciens congolais, en s'appuyant, si besoin est, sur des pharmaciens d'autres pays, ce dans le souci de produire un outil de qualité. Dans cette faculté, il faudra installer toutes les disciplines tentaculaires de la pharmacie

Toujours sur cette aire, il faudra aussi installer une faculté de chirurgie dentaire. Comme nous le savons, le Congo accuse un énorme déficit en termes de chirurgiens dentaires, prothésistes dentaires et d'autres acteurs relevant de ce secteur. Il est important de souligner que la quasi-totalité de nos chirurgiens dentaires ont été formés dans l'ex URSS il y a quelques années. Depuis plusieurs années, le Congo envoie en formation très peu d'étudiants à l'étranger pour apprendre la chirurgie dentaire. Néanmoins, nous observons une arrivée timide des stomatologues qui de temps en temps d'adonnent à la pratique de la chirurgie dentaire, ce pour pallier le manque de ressources humaines dans ce domaine. La construction de la faculté de chirurgie dentaire nous permettra d'avoir des cadres dans ce secteur pour enfin répondre au besoin des populations. Le Congo-Brazzaville ne dispose pas d'un laboratoire d'analyse biomédicale aux normes internationales. C'est l'occasion d'en implanter un sur ce site.

Le laboratoire National (Institut Pasteur) continuera à exister ; cependant, le laboratoire qui sera installé sur l'aire du nouveau campus de santé procédera aux examens biologiques plus sophistiqués, afin de nous permettre de nous situer aux niveaux des laboratoires de très haut niveau. Cela suppose que nos jeunes biologistes porteurs de master 2, devront bénéficier des stages à l'étranger pour densifier non seulement leurs connaissances, mais aussi leur pratique. Notre proximité avec l'IHU de Marseille pourra nous servir à monter un véritable partenariat afin de pouvoir envoyer nos candidats là-bas.

En résumé, nous aurons donc construit sur le même site, les facultés des sciences de la santé, de la pharmacie, de chirurgie dentaire ainsi qu'un grand laboratoire de référence de la sous-région.

A côté de ces structures d'enseignement et de formation, on implantera des immeubles qui accueilleront des internes et des médecins en spécialisation à l'Université Marien Ngouabi. Cela aura l'avantage d'avoir à portée de main des médecins pour répondre aux différents problèmes qui se présenteront le soir, pendant le week end ou pendant les jours fériés. Toute la Direction de l'hôpital sera logée sur campus, pour ce faire des villas leur revenant seront mises à leur disposition. Leur présence couvrira toutes urgences administratives. Enfin, deux supermarchés. Il sera également érigé sur le site du campus, un complexe sportif, des restaurants et un poste avancé de sécurité. Telle est ma vision pour un chu moderne à l'intérieur duquel serait logé l'Institut du Cancer.

Le 1er février 2024, l'OMS a annoncé une hausse exponentielle du nombre de cas de cancer dans les prochaines décennies. Il y aura 35 millions de cas de cancer en 2050, soit une augmentation de 77 pour cent par rapport à 2022. Nous savons que près de la moitié des cas sont attribuables à des facteurs de risque comme le tabagisme et l'alcool. Si les prévisions sont inquiétantes, il nous faut tout faire pour inverser les tendances. Cela implique d'adopter des modes de vie sains, de se faire dépister régulièrement, de soutenir la recherche et d'exiger des politiques de santé ambitieuses. C'est en s'approprions ces exigences, que le centre de cancérologie de Brazzaville sera conçu.

Comme l'espérance de vie augmente en Afrique et que les cancers sont en augmentation dans nos pays, les demandes de soins en cancérologie spécialisées se multiplient. Les avancées rapides en matière de diagnostic et de traitement à travers le monde signifient que beaucoup de malades auront besoin de soutien et de soins de manière continue. Le futur Institut du Cancer du Congo-Brazzaville devra donc accroitre sa capacité et adapter ses services en fonction des besoins plus complexes. Notre établissement devra être conçu de façon à accueillir de nouveaux équipements et de nouvelles technologies. Nous n'avons aune prétention à vouloir faire plus que les autres pays ont mis sur marché comme centres anticancéreux. Nous dupliquerons l'un d'entre eux chez nous pour offrir l'offre de soins complète et réduire drastiquement le transfèrement de nos malades à l'extérieur du pays. Cet Institut du cancer sera le lieu de la recherche et des innovations techniques. Pour ce faire, il va falloir que notre pays s'inscrive dans une réelle vision de développement, en oubliant de toujours voir petit et en évitant de se servir de personnes très peu qualifiées.

L'exigence et la rigueur devront habiter les esprits de tous les acteurs qui seront appelés à travailler dans cette structure d'excellence. Ce centre qui se veut multidisciplinaire assumera à la fois des missions de dépistage et de soins cliniques sans oublier le développement de l'oncologie intégrative. Il mènera des activités de recherche et dispensera un enseignement universitaire de haut niveau. Une collaboration harmonieuse entre ces types d'activités (le dépistage, le diagnostic, les traitements conventionnels et les soins de support) sera un atout important dans l'approche de la maladie.

- **Le dépistage**

Hormis les différentes méthodes classiquement utilisées dans le dépistage de cancers, l'Institut du cancer devra faire preuve d'ingéniosité en s'arrimant à la modernité. Nous devrions nous servir des nouvelles technologies comme l'IA. En effet, l'IA fait partie de ces innovations qui révolutionneront le dépistage des cancers dans les décennies à venir.

L'IA permettra l'analyse de données visant à faciliter la détection du cancer à un stade plus précoce et/ou le repérage des personnes à risque accru de souffrir de cancer. Certaines de ces approches feront appel à des techniques moins effractives que celles d'imagerie ou de biopsie traditionnelle, par exemple l'extraction et l'analyse de données sanguines comme des marqueurs génétiques, ou de résultats d'analyses de sang courantes telles qu'un hémogramme.

- **Le diagnostic**

Comme pour le dépistage, l'IA participera au soutien du processus de diagnostic de cancer. Elle permettra d'améliorer la qualité des examens d'imagerie diagnostiques et cliniques (IRM, tomodensitométrie, rayons X, images d'endoscopie et de lésions cutanées, etc.), segmentation des images, mise en surbrillance de régions douteuses pour en faciliter l'examen par le pathologiste ou le radiologue et/ou la classification des résultats (bénins ou malins). La classification des résultats de pathologie et le repérage des biomarqueurs pourront être associés aux caractéristiques d'Imagerie à des fins diagnostiques.

- **Les traitements conventionnels**

Dans ce domaine, nous suivrons les grandes évolutions thérapeutiques que généra l'IA. Cette innovation contribuera à appuyer la prestation d'une médecine de précision c'est-à-dire une approche personnalisée du traitement du cancer et des soins de suivi , par l'établissement de pronostics sur la progression tumorale, la survie et la réponse au traitement ainsi que l'adaptation de l'offre de soins aux malades en fonction de ces différents facteurs. L'IA contribuera à améliorer l'observation et la prise en charge proactive des symptômes et des complications que pourront présenter les patients. Enfin, l'IA pourra augmenter l'efficacité du traitement par l'automatisation de taches qui autrefois étaient effectuées par des humains ; par exemple, la planification et la programmation des séances de radiothérapie par l'obtention en temps réel d'une documentation mains libres auprès des fournisseurs qui utilisent des programmes de traitement du langage naturel assisté par l'IA .L'Institut du cancer de Brazzaville devra se montrer audacieux en s'adossant sur les innovations gages d'une réelle efficacité.

- **Les soins de support**

Les soins dits de support ont été définis sous la forme d'un panier de soins. Ils comprennent 4 soins « socle » : prise en charge de la douleur, diététique et nutritionnelle, psychologique, et prise en charge sociale, familiale et professionnelle. A côtés de ces soins de support, il y a 5 soins de support complémentaires : activité physique, préservation de la fertilité, prise en soins des troubles de la sexualité, conseil d'hygiène de vie, soutien psychologique des proches et des aidants.

Dans le futur l'Institut du cancer de Brazzaville, proposera, avant toute orientation, une consultation intégrée dans la prise en charge multidisciplinaire et individualisée aux patients. Chacun sera évalué individuellement et de façon très précise quant à ses propres besoins.

Cependant il faut souligner qu'il y a des contre-indications à chaque méthode complémentaire. On ne pourra pas par exemple prescrire une revalidation vigoureuse à un patient porteur de fractures métastatiques.

On ne proposera pas non plus d'acupuncture à une personne atteinte de troubles de la coagulation. Nous proposerons, pour chaque situation, une solution adaptée. Voici les situations auxquelles nous devrions répondre pour permettre aux patients de mieux adhérer aux traitements conventionnels. A titre d'exemples :

- Stress-anxiété : musicothérapie, médiation, yoga, ateliers de gestion de stress ;
- Dépression et troubles de l'humeur : médiation, relaxation, yoga, massage, musicothérapie ;
- Altération de la qualité de vie : médiation, yoga ;
- Nausées et vomissements secondaires à la chimiothérapie : acupuncture, acupression ;
- Douleurs liées au cancer, douleurs musculosquelettiques : acupuncture, réflexologie ;
- Arthralgies secondaires aux inhibiteurs d'aromatase : acupuncture ;
- Douleurs procédurales : hypnose.

Ces indications, telles que présentées, donnent à penser que l'oncologie intégrative bien appliquée en complément des traitements conventionnels a toute sa place dans la cancérologie du 21 ème siècle. L'excellence du futur centre de cancérologie dépendra de notre capacité à offrir les soins de qualité. Pour ce faire :

- Nous créerons des services cliniques, des laboratoires de diagnostic et de traitement qui travailleront en synergie pour rendre efficaces nos traitements et *in fine* améliorer nos résultats. Cet aspect fusionnel du fonctionnement des services permettra une recherche de qualité. Cette organisation permettra l'épanouissement de personnalités compétentes dans leur domaine.
- Nous mettrons en place en nous servant de la digitalisation des services cliniques, laboratoires et d'imagerie, un dossier médical unique, inconnu jusqu'alors dans nos hôpitaux. Il rassemblera toute l'histoire clinique du patient et évitera la répétition ou l'ignorance de certains actes médicaux réalisés. Ce

dossier suivra le patient au cours des consultations et hospitalisations et rassemblera toutes les informations le concernant. Dès le diagnostic posé, les décisions de traitement sont prises de commun accord, après une réflexion collective, par les chirurgiens, radiothérapeutes et internistes, en faisant appel aux techniques thérapeutiques les plus modernes.

- Les médecins appelés à exercer à l'Institut devront consacrer toute leur activité dans cette structure, condition indispensable pour susciter des vocations de qualité et éviter l'éparpillement des énergies. Ils traiteront les malades et s'investiront dans des recherches cliniques qui favoriseront leur culture médicale. Le plein temps impliquera qu'ils soient correctement rémunérés, car ils n'auront pas d'autres activités que celles qu'ils auront à l'Institut.
- Le champ du recrutement du personnel clinique et scientifique doit être le plus large possible. Il faut se garder d'un recrutement essentiellement local.
- Ne seront recrutés à l'Institut que des médecins qui furent brillants pendant leurs cursus universitaires ou ceux qui se montrent volontaires à accomplir les tâches les plus rudes.
- La participation des médecins, à travers un organe les représentant, sera une exigence de transparence, socle pour le développent de n'importe quelle institution. Donc il sera mis en place un comité de gestion qui travaillera avec les instances dirigeantes de l'Université Marien Ngouabi.
- L'autarcie des services comme nous l'avons annoncé plus haut, est à bannir. Les réunions de concertation pluridisciplinaire seront à encourager. Des essais cliniques pluridisciplinaires seront encouragés et soutenus par le département de la recherche de l'Institut.

- A travers des partenariats bilatéraux, l'Institut aura l'obligation d'identifier des niches de formation complémentaire pour le personnel médical et paramédical.
- Au niveau du département de la recherche, nous mettrons en place une unité de la prospective scientifique qui travaillera avec tous les chercheurs de l'Institut. Cette unité est la sentinelle qui rappellera à tous les chercheurs, les innovations technologiques récentes qui auraient échappé à nos chercheurs, ce pour toujours être collés à la modernité. Le développement de l'oncologie d'aujourd'hui est le fruit d'une recherche intense au laboratoire, mais aussi en clinique. Comme à l'Instit Jules Bordet en Belgique, il sera créé un laboratoire de recherche et d'investigations cliniques pour organiser la recherche fondamentale et clinique.
- L'Institut sera le lieu des réunions scientifiques permanentes, réunions sectorielles ou multidisciplinaires, soit entre les acteurs de l'Institut, soit avec des collègues d'autres hôpitaux du Congo. Des réunions par visioconférences avec d'autres centres anticancéreux seront fortement encouragées et très souhaitées. Cela nous apportera beaucoup de crédit à travers le monde.
- De plus, cet Institut abritera le Diplôme d'études spéciales de cancérologie clinique (DES) et le Diplôme de santé et de médecine intégrative.

Cet établissement proposera des formations en présentiel et en ligne, des séminaires thématiques (épidémiologie des cancers, thérapeutiques innovantes des cancers, les bonnes pratiques, médecine, pédiatrie, chirurgie, radiologie, imagerie interventionnelle, médecine nucléaire, le tout avec un lien avec la cancérologie). A terme, il sera créé, en son sein, une école doctorale et des masters spécialisés de cancérologie.

- Avec un peu d'audace, nous serions amenés à terme de prendre en charge les cancers suivants :
  - Les tumeurs du cerveau ;
  - Les cancers digestifs (colorectal, pancréas, foie, estomac, voies biliaires) ;
  - Les cancers de l'enfant ;
  - Les cancers gynécologiques et mammaires (ovaire, col de l'utérus, endomètre, trompe, vagin, vulve, sein) ;
  - Les cancers hématologiques (leucémies et lymphomes ...) ;
  - Les tumeurs neuroendocrines ;
  - Les cancers ORL et tète et cou (cavité buccale, pharynx, larynx, amygdales, glandes salivaires, thyroïde) ;
  - Les cancers de la peau (mélanome, carcinomes épidermoïde et basocellulaire, sarcome de kaposi) ;
  - Le cancer du poumon ;
  - Le cancer du rein ;
  - Le cancer de la surrénale ;
  - Le cancer de la vessie ;
  - Le cancer du pénis ;
  - Le cancer du testicule.

Nous sommes là en présence d'un large éventail des cancers, qui nécessiteront des infrastructures modernes de prise en charge de façon efficace et efficiente de nos malades. Pour réussir ce pari, l'Institut du Cancer du Congo-Brazzaville devra se doter des ressources humaines de qualité. C'est maintenant qu'il faut faire l'inventaire de tous les acteurs qui gravitent autour de la prise en charge de cancers.

Nous aurons besoins de chirurgiens et gynécologues formés à la chirurgie des cancers, de nombreux oncologues médicaux, des radiothérapeutes, des biophysiciens, des physiciens, des dosimétristes, des médecins nucléaires, des manipulateurs en radiothérapie et radiologie et en médecine nucléaire, des radiologues, des hémato-oncologues, des biopathologistes, des biologistes des cancers, des infirmiers formés en oncologie et des praticiens qui relèvent de la santé intégrative. Il faut dès à présent trouver des pôles de stage pour pouvoir envoyer ces différents personnels en formation à l'étranger. Ce projet ambitieux de formation, après sélection des différents candidats, relève de la compétence du gouvernement de la république. En plus de ces ressources humaines, il faudra créer des services dans lesquels seront accueillis les malades pour leurs soins. L'Institut de cancérologie devra incarner les valeurs d'intégrité, d'innovation, de respect, de qualité, de collaboration, d'appartenance, de sécurité, d'enseignement et d'excellence.

Ce sera l'endroit par excellence où l'on offrira les soins de qualité et les services seront conçus en fonction des différents cancers qui y seront traités. En plus des services courants que l'on trouve dans tous les centres qui prennent en charge les patients atteints de cancer, nous créerons :

- Une unité moderne des soins ambulatoires de chimiothérapie, des thérapies ciblées et d'immunothérapie par voie injectable ;
- Une unité de soins palliatifs ;
- Une unité de soins de support ;
- Une unité d'oncologie intégrative.

Toutes ces différentes unités seront logées dans le service de médecine.

A l'instar des grands centres anticancéreux au monde, notre Institut du cancer, devra avoir l'audace et l'ambition d'intercepter le cancer avant même son apparition. Grace aux innovations technologiques dans les décennies à venir, il nous faudra songer à créer un système d'identification précoce du risque de développer un cancer. Diagnostiquer un cancer plus précocement et plus rapidement changera la donne pour défier les pronostics. Pour y arriver, il nous faudra nécessairement tisser des partenariats à travers le monde.

Les évolutions technologiques ont fait émerger une nouvelle forme de la cancérologie à laquelle nous souscrirons. C'est la cancérologie des 5 P. Elle permettra d'apporter une des réponses au défi de l'accès à l'innovation.

Le concept des 5 P joue sur 5 piliers à savoir : Personnalisé, Préventif, Participatif, Prédictif et Précis.

Les 5 P rendront les traitements plus adaptés aux besoins des patients en intégrant les évolutions technologiques et thérapeutiques : par la personnalisation, par une cancérologie plus coordonnée en proximité avec des technologies permettant un suivi plus sécuritaire des traitements en dehors de l'Institut du cancer. La prévention prendra également plus de place en la personnalisant : avant l'apparition des signes d'un cancer et également après pour prévenir les séquelles, les rechutes et préserver les organes.

La participation active des patients sera pour nous une réelle nécessité. En effet, une plus grande implication sera attendue dans la prise de décisions concernant les traitements. Nous renforcerons la formation et l'information des patients et de leurs proches par l'éducation thérapeutique.

Le centre anticancéreux que j'aurais voulu avoir au Congo n'est pas une tour d'ivoire ultra-technologique. C'est un lieu enraciné dans sa société, fonctionnel, humain, qui soigne le corps mais aussi la dignité. Il doit être le reflet d'une Afrique qui refuse de subir, qui se dresse face à la maladie avec compétence, courage et espérance.

Telle est ma vision.

Bibliographie

- Berry J, Poortinga Y, Pandey J, Dasen P, Saaraswathi T, Segall M, Kagitciba C. (Eds.), (1997). Handbook of Cross-Cultural Psychology (2e Edition), 3 volumes, Boston, Allyn and Bacon.

- Buckman, R (2001). S'asseoir pour parler. L'art de communiquer de mauvaises nouvelles aux malades. Guide professionnel de santé. Masson : Paris.

- Dasen, P. et al. (1993). Psychologie clinique et interrogations culturelles Paris : Harmattan.

- Dérivois, D. (2009). La complexité clinique interculturelle : quelle posture épistémologique pour le psychologue clinicien ? L'autre, 10, 64-79.

- Devereux, G. (1977). Essais d'ethnopsychiatrie générale. Paris. Gallimard.

- Giret, I. (2014). L'accompagnement spirituel et religieux en milieux hospitaliers, in Bulletin national santé mentale et précarité, Rhizome, n.54, p 8, Paris.
- Guérraoui. (2009). De l'acculturation à l'interculturation : réflexions épistémologiques. L'Autre, Clinique, Cultures et Sociétés. 10, 2. Pp 195-200.
- Huguelet, P. (2014). Psychiatrie et religion : par de-là les préjugés, in Bulletin national santé mentale et précarité, Rhizome, n, 54, Paris.
- Jodelet, D. (1989). Folies et représentations sociales. Paris, PUF.
- Lantéra-Laura, G. (1994). Traité de psychanalyse. In Wildlöcher D : Paris : PUF.
- Marty, P. (1998). L'ordre psychosomatique. Paris : Payot
- Mbassa-Ménick, D. (2016). Singularités et spécificités de l'itinéraire thérapeutique du sujet africain en cas d'évènement pathologique ou d'un traumatisme désorganisateur. In Moukouta (Ed) Soins et migrations. Paris : Licorne.
- Mbassa-Ménick, D. (2015). Les représentations sociales et culturelles du handicap de l'enfant en Afrique noire. Perspectives psychiatriques, 54 (1) : 30-43.
- Moukouta, C.S. Soins et migrations. Paris : Licorne.
- Moukouta, C.S. (2004). Maladie mentale – Représentations, itinéraires thérapeutiques au Congo. Paris, PAARI.
- Moukouta, C.S. (2019). Le cancer à l'épreuve de la relation Soignant-Soigné. Plaidoyer pour une approche psychopathologique et interculturelle. Paris, PAARI.

- Moukouta, C.S. (2025). La pratique clinique aux prises des temporalités. Paris, PAARI.
- Moukouta, C.S. (2021). La pandémie de la Covid-19, comment concevoir et soigner avec les incertitudes ? Paris, Puppa.
- Moukouta, C.S. (2005). Représentation de la maladie mentale et violences familiales au Congo in Temps et Espaces de la violence, Pewzner E, Eds. Sens Editions, pp 197-213.
- Peter, F. (2013). Etude pilote sur l'observance aux chimiothérapies anticancéreuses orales : construction d'une échelle de mesure de l'observance et étude de ses déterminants psychosociaux. Thèse de Doctorat de Psychologie. Université de Lorraine, Metz.
- Reich, M. (2009). Cancer et image du corps : identité du corps. In l'information psychiatrique. Vol 85.PP 247-254.
- Saada.F. (1977). Les mots, la mort, les sorts. Pris, Gallimard.
- Winnicott, D. 52014). La haine dans le contre-transfert. Paris : Payot. 134.

Table des matières

Structures éditoriales du groupe L'Harmattan

L'Harmattan Italie
Via degli Artisti, 15
10124 Torino
harmattan.italia@gmail.com

L'Harmattan Hongrie
Kossuth l. u. 14-16.
1053 Budapest
harmattan@harmattan.hu

L'Harmattan Sénégal
10 VDN SICAP AMITIE 3
BP 45034 Dakar-Fann
direction@senharmattan.com

L'Harmattan Cameroun
Tsinga/Derrière polyclinique FECAFOOT
BP 11486 Yaoundé
Jacques.koukam@harmattan.fr

L'Harmattan Burkina Faso
Villa 281, secteur 23 623, rue 14.32
Ouagadougou
zagbie@outlook.fr

L'Harmattan Guinée
Almamya, rue KA 028 OKB Agency
BP 3470 Conakry
harmattanguinee@yahoo.fr

L'Harmattan RDC
185, avenue Nyangwe
Commune de Lingwala – Kinshasa
matangilamusadila@yahoo.fr

L'Harmattan Congo
219, avenue Nelson Mandela
BP 2874 Brazzaville
deunovmikhael@gmail.com

L'Harmattan Mali
Immeuble Mgr Jean Marie Cissé
Aci Hamadallaye
BP 145 Bamako
syllaka@yahoo.fr

L'Harmattan Togo
Djidjole – Maison Amela
face EPP BATOME
02 BP 20680 Lomé
didieramela11@gmail.com

L'Harmattan Côte d'Ivoire
Résidence Karl – Cité des Arts
Abidjan-Cocody
03 BP 1588 Abidjan
harmattan.ivoire@gmail.com

L'Harmattan Bénin
Rue 604, (Immeuble à l'entrée
de la rue UCAO- Cite de Saint-Jean)
Cotonou
stepcorpus@gmail.com

Nos librairies en France

Librairie internationale
16, rue des Écoles
75005 Paris
librairie.internationale@harmattan.fr
01 40 46 79 11
www.librairieharmattan.com

Librairie des savoirs
21, rue des Écoles
75005 Paris
librairie.sh@harmattan.fr
01 46 34 13 71
www.librairieharmattansh.com

www.ingramcontent.com/pod-product-compliance
Lightning Source LLC
LaVergne TN
LVHW011255061026
849535LV00005B/1265